糖尿病ケア 2018年 秋季増刊
The Japanese Journal of Diabetic Caring

患者に楽しく継続してもらえるコツが満載！

糖尿病食事療法
パーフェクト指導BOOK

ダウンロードできる簡単レシピ
&
綴じ込み食事指導ツールつき

編著 野﨑あけみ
山口赤十字病院栄養課長

MCメディカ出版

はじめに

　糖尿病の食事指導に対し、「厳しい制限がある」「継続がつらい」というマイナスのイメージをもっている患者さんは多いと思います。また指導者側も、知らず知らずに「こうすべき」「これはだめ」と、一方的に厳しい制限を押しつける指導をしていないでしょうか？　糖尿病の食事指導は、医療者と患者さんが同じ方向を目指し、一緒に取り組むという姿勢で臨むことが重要と考えます。本増刊では、はじめに糖尿病食事療法の知識をおさらいし、第2章では糖尿病のタイプ別および合併症別に、各施設で用いられているツールや手法を交えてより具体的な食事指導方法を解説します。第3章では、実際に現場で出会いそうな症例を提示し、ベテラン管理栄養士はどのように食事指導を展開しているか、コツやポイントを紹介します。そして第4章と第5章では中食・外食の選び方や自宅でつくることのできるレシピを写真入りで掲載しました。さらに巻末には、切り離して使える栄養指導ツールも盛り込んでいます。そのまま患者指導に活用していただけることと思います。

　本増刊を通して、患者さんに寄り添い、患者さんをやる気にさせる具体的な食事指導の技術を学び、実際の患者指導の場面でぜひ役立てていただければと存じます。

2018年8月

山口赤十字病院栄養課長　　**野﨑あけみ**

糖尿病食事療法 パーフェクト指導BOOK

CONTENTS

はじめに ……………………………………………………………… 3

編集・執筆者一覧 …………………………………………………… 7

第1章　基本をおさらい！　糖尿病食事療法

① 糖尿病ではなぜ食事療法が必要なのか ………………………… 10
② 糖尿病食事療法に対する患者の思い・心理 …………………… 13
③ 2型糖尿病の食事療法の基本 …………………………………… 17
④ 1型糖尿病の食事療法の基本 …………………………………… 20
⑤ 妊娠糖尿病の食事療法の基本 …………………………………… 24
⑥ 高齢者糖尿病の食事療法の基本 ………………………………… 27
⑦ エネルギー摂取量・栄養素のバランス・低炭水化物食 ……… 30
⑧ 血糖変動・血糖トレンド・血糖スパイク ……………………… 33
⑨ 運動療法と食事療法 ……………………………………………… 36
⑩ 薬物療法と食事療法 ……………………………………………… 39

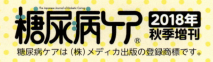

⑪『糖尿病食事療法のための食品交換表』を用いた食事指導 ･････････････ 44

⑫「カーボカウント」の基本と活用 ･････････････････････････････････ 47

第2章 患者にぴったりの指導ツール&手法を公開! 合併症や併存疾患のある患者への食事指導術

① 肥満の2型糖尿病患者への食事指導術 ･････････････････････････････ 52

② 1型糖尿病患者への食事指導術 ･･･････････････････････････････････ 58

③ 妊娠糖尿病患者への食事指導術 ･･･････････････････････････････････ 64

④ 高血圧を合併している患者への食事指導術 ･･･････････････････････ 70

⑤ 脂質異常症を合併している患者への食事指導術 ･･･････････････････ 76

⑥ 糖尿病腎症を合併している患者への食事指導術 ･･･････････････････ 82

⑦ 高齢者糖尿病患者への食事指導術 ･････････････････････････････････ 88

⑧ 災害時の対応 ･･･ 95

第3章 症例でみえる! ケース別食事指導のコツ

① 糖尿病の自覚がなく食事療法への意欲がみられない患者 ･････････ 102

② 食べすぎることをやめられない患者 ･･････････････････････････････ 108

③ 食事量が少なすぎる患者 ･･･ 113

④ 仕事のために食事が不規則になる患者 ･･･････････････････････････ 118

⑤ 食事内容について虚偽の報告をする患者 ･････････････････････････ 122

⑥ 高齢で独居の患者 ･･･ 126

⑦ ホームヘルパーを利用している患者への指導 ･････････････････････ 130

⑧ 料理を家族にまかせきりの患者 ･･････････････････････････････････ 135

⑨ 家族の食事をつくるため、自身の食事にまで気がまわらないという患者 ……… 141

⑩ 炭水化物を減らしすぎている患者 …………………………………… 146

⑪ 健康食品に興味がある・使っているという患者 ………………… 151

⑫ 外食・中食がメインだという患者 ……………………………………… 156

⑬ 通常の食事を減らしても間食したいという患者 ………………… 161

⑭ 仕事のつきあいで飲酒が多いという患者 ………………………… 166

第4章 写真入りで患者指導につかえる! 中食・外食おすすめメニューと食べ方のコツ

① コンビニで1日3食(1日1,800kcal以内) …………………… 174

② コンビニで1日3食(減塩メニュー) ………………………………… 178

③ スーパーで1日3食(1日1,800kcal以内) ……………………… 182

④ スーパーで1日3食(減塩メニュー) ………………………………… 186

⑤ ファミレスおすすめメニュー …………………………………………… 190

⑥ 定食店のおすすめメニュー ……………………………………………… 194

⑦ レストランのおすすめメニュー ……………………………………… 198

⑧ ファストフードが食べたいときの提案法 ………………………… 202

第5章 ダウンロードして患者にわたせる! かんたん美味レシピ

「かんたん美味レシピ」のダウンロード方法 ……………………… 208

かんたん美味レシピ一覧 …………………………………………………… 209

かんたん美味レシピ ………………………………………………………… 210

INDEX …………………………………………………………………………… 237

綴じ込み企画　糖尿病患者さんむけ栄養指導ツール ……………… 巻末

表紙・本文デザイン／バウスギャラリー　　本文イラスト／中村恵子

編集・執筆者一覧

編　集

野﨑あけみ	のざき・あけみ	山口赤十字病院栄養課長

執筆者一覧（50音順）

赤名奈緒子	あかな・なおこ	松江赤十字病院栄養課管理栄養士	第❺章
伊藤敦子	いとう・あつこ	静岡赤十字病院栄養課	第❸章 12
今井佐恵子	いまい・さえこ	京都女子大学家政学部食物栄養学科教授	第❸章 1
今岡麻奈美	いまおか・まなみ	松江赤十字病院栄養課管理栄養士	第❺章
上野いずみ	うえの・いずみ	熊本リハビリテーション病院栄養管理部 栄養管理科副主任	第❶章 9
梅木幹子	うめき・みきこ	静岡赤十字病院栄養課栄養課長	第❷章 8、第❸章 12
梶山静夫	かじやま・しずお	梶山内科クリニック院長	第❸章 1
加藤則子	かとう・のりこ	加藤内科クリニック（葛飾）管理栄養士	第❸章 11
加藤光敏	かとう・みつとし	加藤内科クリニック（葛飾）院長	第❶章 6
川手由香	かわて・ゆか	京都府立医科大学大学院医学研究科 内分泌・代謝内科学／京都桂病院栄養科科長	第❶章 7〜8
菊地しおり	きくち・しおり	静岡赤十字病院栄養課栄養係長	第❷章 8
木村要子	きむら・ようこ	広島国際大学医療栄養学部医療栄養学科准教授	第❸章 4〜5
栗原美香	くりはら・みか	滋賀医科大学医学部附属病院 栄養治療部主任管理栄養士	第❹章 1〜2
黒田暁生	くろだ・あきお	徳島大学先端酵素学研究所 糖尿病臨床・研究開発センター准教授	第❶章 4
坂根直樹	さかね・なおき	独立行政法人国立病院機構京都医療センター 臨床研究センター予防医学研究室長	第❶章 2〜3
佐藤いずみ	さとう・いずみ	内科高橋クリニック管理栄養士	第❹章 7
里見かおり	さとみ・かおり	徳島赤十字病院医療技術部栄養課栄養係長	第❹章 3〜4、6
幣 憲一郎	しで・けんいちろう	京都大学医学部附属病院疾患栄養治療部副部長	第❶章 11、第❷章 1
嶋津さゆり	しまづ・さゆり	熊本リハビリテーション病院栄養管理部 栄養管理科科長	第❶章 9
城芽衣子	じょう・めいこ	福岡赤十字病院栄養課管理栄養士	第❺章

曽根博仁	そね・ひろひと	新潟大学大学院医歯学総合研究科 血液・内分泌・代謝内科講座教授	第❶章 5
大道美佐子	だいどう・みさこ	国家公務員共済組合連合会虎の門病院栄養部	第❷章 5
髙橋德江	たかはし・とくえ	順天堂大学医学部附属浦安病院栄養科課長補佐	第❹章 5
田中佳江	たなか・よしえ	独立行政法人地域医療機能推進機構 徳山中央病院栄養管理室長	第❸章 14
土井悦子	どい・えつこ	国家公務員共済組合連合会虎の門病院栄養部部長	第❷章 4〜5
徳永佐枝子	とくなが・さえこ	東海学園大学健康栄養学部管理栄養学科准教授	第❸章 2〜3
丹生希代美	にう・きよみ	広島赤十字・原爆病院医療技術部栄養課課長	第❺章
野﨑あけみ	のざき・あけみ	山口赤十字病院栄養課長	第❶章 1、第❷章 3
野見山崇	のみやま・たかし	福岡大学医学部内分泌・糖尿病内科准教授	第❶章 10
福井道明	ふくい・みちあき	京都府立医科大学大学院医学研究科 内分泌・代謝内科学教授	第❶章 7〜8
福重裕子	ふくしげ・ひろこ	山口赤十字病院栄養課管理栄養士	第❺章
藤田喜子	ふじた・よしこ	広島赤十字・原爆病院医療技術部栄養課管理栄養士	第❺章
藤原彩菜	ふじはら・あやな	松江赤十字病院栄養課管理栄養士	第❺章
藤本浩毅	ふじもと・ひろき	大阪市立大学医学部附属病院栄養部	第❶章 12、第❷章 2
松原抄苗	まつばら・さなえ	日本赤十字社医療センター栄養課管理栄養士	第❺章
松村史樹	まつむら・ふみき	食のこんしぇるじゅ代表	第❸章 6〜7
森川久恵	もりかわ・ひさえ	天理よろづ相談所病院栄養部	第❸章 9〜10、13
森澤太志	もりさわ・たいし	広島赤十字・原爆病院医療技術部栄養課管理栄養士	第❺章
安原みずほ	やすはら・みずほ	松江赤十字病院栄養課課長補佐	第❷章 6、第❺章
谷内洋子	やち・ようこ	千葉県立保健医療大学健康科学部栄養学科准教授／ 新潟大学大学院医歯学総合研究科 血液・内分泌・代謝内科講座	第❶章 5
山本恭子	やまもと・きょうこ	国家公務員共済組合連合会虎の門病院栄養部科長	第❷章 4
吉村治香	よしむら・はるか	深水内科医院管理栄養士	第❹章 8
吉村芳弘	よしむら・よしひろ	熊本リハビリテーション病院リハビリテーション科副部長／ 栄養管理部部長	第❶章 9
渡邉啓子	わたなべ・けいこ	公立学校共済組合九州中央病院 医療技術部栄養管理科	第❷章 7、第❸章 8

第1章

基本をおさらい!
糖尿病食事療法

第1章　基本をおさらい！　糖尿病食事療法

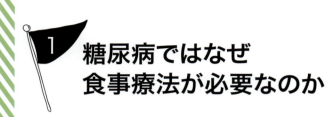

1 糖尿病ではなぜ食事療法が必要なのか

山口赤十字病院栄養課長　**野﨑あけみ**（のざき・あけみ）

血糖とインスリンのはたらき

●血糖とは

　ブドウ糖は体内の主要なエネルギー源です。健常人において血糖値（血液中のブドウ糖濃度）は、70〜140mg/dLの狭い範囲内にコントロールされています。循環血液量は体重60kgの成人で約3Lですから、このとき血糖値が100mg/dLということは血液中に含まれるブドウ糖はわずか3gということになります。

　一方、毎回の食事からは約100g前後の糖質が供給されています。糖質は消化され、ブドウ糖として血液中に吸収されます。100g近い大量のブドウ糖は2時間程度で血中に吸収されますが、血糖値は140mg/dLを超えないようインスリンというホルモンによって調整されています。

●インスリン分泌とは

　食後の血糖は、ごはんやパンなどに含まれる糖質が消化吸収されたブドウ糖がおもな供給源となります。食事から吸収されたブドウ糖は、膵臓から分泌されたインスリンによってすみやかに処理され、肝臓や筋肉にグリコーゲンとして、また脂肪組織にはトリグリセリドとして蓄えられます。したがって食後のインスリン分泌量は、食事中の糖質量に大きな影響を受けることになります。このような食後の血糖を調整するインスリンを「追加分泌」といいます。

　空腹時では肝臓のグリコーゲンが分解されブドウ糖の供給源となりますが、インスリンは肝臓からブドウ糖を放出しすぎないよう、血糖値を70mg/dL以上110mg/dL未満に調整しています。空腹時の血糖をコントロールするために、24時間少量持続して分泌されるインスリンを「基礎分泌」といいます[1]。

糖尿病の食事療法

　糖尿病とはインスリン分泌量の不足、またはインスリン抵抗性の増大によってインスリンが十分はたらかず、高血糖状態を主とする疾患です。

　食事からの要因では食事の全体量が多かったり、食事内容が炭水化物（糖質）に偏ったり、油ものを食べすぎたり、おやつやジュースをとりすぎたり、夜遅く食事したりすることがあげられます。これらに対し、適切なインスリン分泌量が相対的に不足してしまうと、高血糖状態に陥ってしまいます。食事以外の要因ではインスリン分泌能の低下、肥満、運動不足、ストレスの状態などが血糖値に影響を及ぼします。

　患者さんによって血糖値が上がっている要因は異なります。血糖状態をよりよく保つためには、どこに介入することがもっとも効果的であるか、薬物のように食事療法にも個々人に対応した処方箋が必要となります。

食事内容の問題点に患者さんみずから気づく仕掛け

　患者さんに食事療法の必要性や、自分の食べ方のどこに問題があったのかにみずから気づいてもらえるような仕掛けが必要です。食事内容と血糖の関連を分析するツールとして、当院では図を使用しています[2]。これを使うことで、食事内容や食べるタイミング、食事量が血糖値へ及ぼす影響を、イメージとしてわかりやすく説明することができます。

1. 食事中の栄養素の種類によって血糖はどのような影響を受けているのか話す。
2. 単純糖質の多いおやつが血糖にどのような影響を及ぼすのか話す。
3. 睡眠前の夜の食べすぎがどのよ

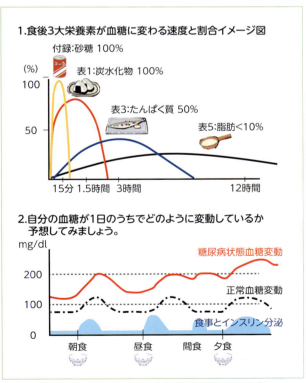

図●当院で使用しているツール（文献2を参考に筆者作成）

糖尿病ケア2018 秋季増刊　11

うに血糖に影響を及ぼすのか話す。

4 患者さんのHbA1c、空腹時血糖値、尿糖から1日の血糖パターンを記入する。

5 Cペプチドの値、医師の診断結果、服薬内容、インスリン投与量から患者さん自身のインスリン分泌能力を推察し、記入する。

6 3日間の食事記録をもとに、食事内容を図に重ねることで、患者さん自身の食事量と血糖の変動イメージを上書きしていく。

　1～6までの作業を、患者さんの目の前で、食事に関する情報を収集しながら行います。患者さん自身のデータを用いて血糖パターンを描くと、学校の通知表を見るような感覚となり、患者さんの興味をひきつける効果があります。食事内容の分析を患者さんと一緒に行うことで、食事のとり方の問題点について患者さん自身が気づくことができます。

食事環境を十分に配慮した食事療法の提案を

　食事はきわめてプライベートな問題です。たとえ好ましくない食べ方をしていても、食事環境に恵まれているか、理解力はどうか、合併症はあるか、飲酒習慣はどうかなどは一人ひとり異なるため、食事療法の処方箋は一人ひとり異なります。

　糖尿病は放置すると加齢とともに進行する病気です。食事療法に取り組むことで糖尿病の進行を遅らせ、合併症の進展を防止する効果があります。食事療法継続のポイントは、単なる技術の伝達ではなく、患者さんとの信頼関係を構築し、患者さんの生活習慣に配慮した食事計画の提案をとおして、軌道修正しながら支援しつづけることです。

引用・参考文献
1）日本糖尿病学会編・著. "糖尿病とはどのような病気か：血糖とインスリンの働き". 糖尿病療養指導の手びき. 改訂第5版. 東京, 南江堂, 2015, 21-2.
2）米国糖尿病協会. 糖尿病教室パーフェクトガイド. 池田義雄監訳. 東京, 医歯薬出版, 2001, 644p.

第1章 基本をおさらい！ 糖尿病食事療法

2 糖尿病食事療法に対する患者の思い・心理

独立行政法人国立病院機構京都医療センター臨床研究センター予防医学研究室長
坂根直樹（さかね・なおき）

はじめに

　糖尿病には1型糖尿病、2型糖尿病、妊娠糖尿病、その他の糖尿病の4つのタイプありますが、食事療法はいずれのタイプの糖尿病においても治療の基本となります。しかし、糖尿病の食事療法に対する思いは患者さんによってさまざまです。その患者さんの思いをくみ取らずに、医療スタッフが一方的に「糖尿病食は健康食です。食べられないものはありません。ただし……」と前置きしたあとに、「腹八分目に、朝食、昼食、夕食は規則正しく、野菜をご飯より先に、ゆっくりよくかんで食べること……間食はできるだけ控えてください」など理想論を展開すると、患者さんはいろいろな言い訳をします（図1）。この言い訳を心理学では「抵抗」と呼んでいます。

　患者さんの抵抗が頻発すると、食事療法はうまく進みません。そこで、「糖尿病食事療法に

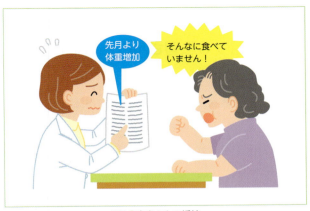

図1●患者さんの抵抗

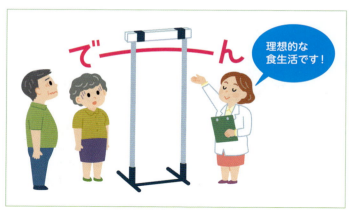

図2●理想論ばかり提示しない

表1●医療スタッフによる食事指導と患者さんの思い・心理

食事指導の内容	患者さんの思い・心理
腹八分目に	しっかり食べないと力が出ない、空腹だと仕事にならない
栄養バランスに気をつけて	自分なりには気をつけている
野菜をとる	野菜は高い、あまり好きではない
朝食、昼食、夕食は規則正しく	仕事の関係上、夜の食事が遅い、交代勤務である
ゆっくりよくかんで食べる	昔から早食いだ、ゆっくり食べている時間なんてない
糖尿病食事療法の基本は○○です	その話は何度も聞いた、もううんざりだ、自分なりにやるからよい

対する患者の思い・心理」と題して、患者さんの言動の裏にある思いを上手に引き出す方法について概説します。

糖尿病食事療法に対する患者さんの思いを知る

●食事療法に対するイメージ

　糖尿病食事指導では、身長から標準体重を算出し、適正なエネルギー摂取量を指示し、理想論を展開しがちです（図2）。しかしそれだけでは患者さんは混乱し、糖尿病と診断された際にはがんばることができるのですが長続きせず、糖尿病の食事療法に対する自信をなくしてしまいます（表1）。

　糖尿病の食事療法について「好きなものが食べられない」「家族と同じように食べられない」など糖尿病の食事療法を負担に感じている人がいます[1]。逆に、「糖尿病になってから健康的

表2●糖尿病食事療法に対するイメージの例

	メリット	デメリット
食事を変える	体重が減る、検査値の改善	好きなものが食べられない、健康的な食材はお金がかかる、友人と一緒に気軽に外食できない……など（阻害因子）
食事を変えない	何も考えなくてよい、ストレスがない	検査値が悪化、合併症リスクの増大、服が入らなくなる

表3●患者さんの言動と思い・心理、それに対する認知の修正

患者さんの言動	患者さんの思い・心理	認知の修正
そんなに食べていないのに太る	友人はもっと食べている、旦那は同じものを食べているのに太っていない、若いころに比べると食べていない	他人や若いころと比べるのではなく、エネルギー収支は自分のBMIで判定する
野菜は高くて買えない	高い野菜にお金をかけたくない	お菓子にはお金を使っている、もっと健康的な食材にお金を使ってもよいのでは
もらいものが多い	味見をしてお礼をいわなければいけない	甘いものが好きな人のところに甘いものが集まってくる、上手に断るスキルを身につける必要がある
今年は柿がよくなった	ほかの人に配っても余るためもったいないので食べる	自分の体に合った量のくだものをとることが大切
白米だけ気をつけておけばよい	白米は食べない（お菓子は食べるが）	自分にとって健康的な食事がある

な食事に変わった」「健康的な食事に変えて体調がよくなった」などポジティブなイメージを持つ人もいます。まずは、「糖尿病の食事療法についてどんなイメージをもっていますか？」と糖尿病の食事療法に対するイメージを聞いてみましょう。

　糖尿病合併症に対する危機感が強かったり、食事療法をポジティブに捉えたりしている人に対しては、患者さんの普段の食事を聞きとったあとに、その人に合った健康的な食事計画を一緒に練りましょう。しかし、糖尿病の食事療法にネガティブなイメージを持っている人に対しては違うアプローチを行います。

●阻害因子の克服方法を考える

　失敗しがちなのは、医療スタッフが糖尿病の食事療法のメリットを強調しすぎることです。医療スタッフが「減量すれば、血糖は改善します」「このままでは大変なことになります」など食事療法のメリットや食事を変えないデメリットを強調すればするほど、患者さんの抵抗は強くなります。イソップ物語の「北風と太陽」の原理と同じですね。その場合には、「健康的

な食事に変えたら、どんなことに困りそうですか？」と食事療法を変えるデメリット、つまり阻害因子を先に尋ねておきます（表2）。その阻害因子を克服する方法を一緒に考えることで、患者さんの食事に対する考え方が変わります。次に、食事療法を変えないでいるとどうなるかを尋ねてみるのも一法です。

おわりに

　患者さんの頭のなかには「健康的な食事に変えたほうがよい」という気持ちと「健康的な食事に変えるのは大変だ」という両方の気持ちがあります（アンビバレンス）。その患者さんの思いを上手にくみ取り、よい方向に向けてあげることが大切です（ナッジ）。そのために、上手に認知の修正を図ります（表3）。42.195kmのマラソンも一歩から始まります。まずは、その一歩の手助けをしてあげましょう。

引用・参考文献

1）Sato, E. et al. Reliability and validity of revised and short form versions of diabetes diet-related quality of life scale. Diabetology International. 8（2）, 2017, 181-92.

第1章 基本をおさらい！ 糖尿病食事療法

3 2型糖尿病の食事療法の基本

独立行政法人国立病院機構京都医療センター臨床研究センター予防医学研究室長
坂根直樹（さかね・なおき）

はじめに

　1型糖尿病の食事療法の基本は、インスリンを調節するためのカーボカウントです。それに対して、2型糖尿病の食事療法の基本は何でしょうか。2型糖尿病では肥満、脂質異常症（とくに、中性脂肪高値）、脂肪肝などを伴うことも多く、インスリン抵抗性を改善させる食事療法の実践が求められます。その結果、糖尿病の食事療法はHbA1cなら0.3〜2％減の効果が認められ[1]、肥満を伴う2型糖尿病患者さんが最初の1年間で減量に成功すると寿命が延長します。
　しかし、減量に成功するのは必ずしも容易ではありません。さらに、一度は減量に成功してもリバウンドしてしまう人も多いものです。そこで、「2型糖尿病の食事療法の基本」と題し、画一的でない個別化を目指した食事療法について概説します。

2型糖尿病治療のための食事療法の基本

●エネルギー収支
　2型糖尿病の食事療法において、身長から適正なエネルギー摂取量を指示することが一般的です（エネルギー摂取量＝標準体重×身体活動量）。この計算式は身体活動量に依存しています。つまり、身体活動量の多いときは食べてもよいが、少ないときは食べてはいけないわけです。ところが、休日でゴロゴロしているときによく食べる人がなかにはいます。「動いている量によって食べる量が決まっています。平日と休日の過ごし方はいかがですか？」「平日と休日では食べている量は違いますか？」と、平日と休日の過ごし方や食生活について確認しておくとよいですね。
　2型糖尿病の食事療法の基本は、インスリン抵抗性の改善にあります。そのため、体重管理

表1 ● 年齢区分別の目標とするBMIの範囲（18歳以上）

年齢区分	目標とするBMI
18〜49歳	$18.5 \sim 24.9 kg/m^2$
50〜69歳	$20.0 \sim 24.9 kg/m^2$
70歳以上	$21.5 \sim 24.9 kg/m^2$

がもっとも重要です。日本人の食事摂取基準（2015年版）では、年齢区分別に目標とするBMIは異なります（表1）。2型糖尿病においても、高齢者ではフレイル予防に配慮する必要があります。エネルギー収支については、食事と運動を評価して差し引きするのではなく、BMIで判断することになっています。つまり、BMIが$25 kg/m^2$以上の場合にはエネルギー収支が大きいと考えるわけです。

● **体重管理**

　そこで、患者さんには体重管理の重要性について説明します。特定保健指導では体重1kg減＝−7,000kcalと仮定し、「1日に100kcal減じると1年で5.2kg（−100kcal×365日÷7,000kcal）の体重が減少する」と説明されます。しかし、この数字は現実的ではありません。エネルギー制限と体重の変化（％）は、Δ体重＝0.712×Δエネルギーとなります[2]。たとえば、体重が76.6kg、エネルギー摂取量＝2,662kcal/日の人なら、2kgと予測されます（≒76.6kg×0.712×100/2662）。これは体重が減ると消費エネルギー量が減るからです。さらに、2型糖尿病では食事療法により尿糖排泄が減少するので、「がんばっている割には体重が減らない」わけです。患者さんには体重だけでなく、血糖の改善が重要であることを伝えておくとよいでしょう。

糖尿病の食事療法は個別化で

　現在、アメリカ糖尿病学会（American diabetes association；ADA）では、三大栄養素の割合は提示されていません。われわれの研究でも糖質を減らしたほうがよいか、脂質を減らしたほうがよいか、どちらを減らしてもよいかは、個別に決まっているようです[3]。むしろ、糖尿病の食事療法は個別化すべきです。

　そのなかで、体重と血糖だけでなく、血圧や脂質を含めて包括的な食事指導が必要となってきます（表2）。それを実行してもらうために、野菜やくだものなど健康的な食品を選択する習慣をつけてもらいます。次に、体重を管理するための体重測定（セルフモニタリング）を推奨します。肥満の人は1人前のサイズが大きいことがよくあるので、ポーションコントロールも有効です。また、「つい食べてしまう」などの外発的摂食傾向が強い人に対しては、菓子類

表2 ● 2型糖尿病の食事療法の基本

項目	基本
エネルギー収支	BMIで判断し、肥満者は5％の減量が目標
血糖管理	1回に食べる炭水化物量を知る
血圧管理	高血圧の人は食塩6g/日未満（1食2g未満）
脂質管理	飽和脂肪酸を控える
アルコール	アルコール依存症・問題のある糖尿病では禁酒、それ以外は節酒
サプリメント	推奨できるエビデンスのあるサプリメントはない
人工甘味料	血糖に影響はないが、腸内環境への影響が懸念される

を目のつくところにおいておかないといった刺激統制法などが有効です。

おわりに

　食事療法の基本を患者さんにわかりやすく伝え、患者さんがなるべく負担を感じずに実践するための手助けをするスキルを身につけることが、われわれ医療スタッフに求められています。

1) American Diabetes Asscciation. 4. Lifestyle Management: Standards of Medical Care in Diabetes-2018. Diabetes Care. 41(Suppl.1), 2018, S38-50.
2) Swinburn, BA. et al. Est mating the changes in energy flux that characterize the rise in obesity prevalence. Am. J. Clin. Nutr. 89(6), 2009, 1723-8.
3) 坂根直樹ほか. 個人毎の最適なエネルギー摂取やお勧めの栄養素バランスを提示する糖尿病発症予測システムの開発：機序計算モデルを用いて. 第61回日本糖尿病学会年次学術集会. 2018.

第1章 基本をおさらい！ 糖尿病食事療法

4 1型糖尿病の食事療法の基本

徳島大学先端酵素学研究所糖尿病臨床・研究開発センター准教授　**黒田曉生**（くろだ・あきお）

はじめに

　糖尿病の治療の基本は食事療法、運動療法、薬物療法であるとされています。肥満を伴わない1型糖尿病患者さんの場合、肥満を伴う糖尿病患者さんに対する治療とは異なり、食事制限は必要ありません。このため、不必要な体重増加を伴わないように食事を摂取します。ただし、食べものに含まれる糖質量を把握できないと血糖管理は不可能です。

　1型糖尿病患者さんへは、まず多くの患者さんに指導されている『糖尿病食事療法のための食品交換表』（以下『食品交換表』）にもとづいた、1食に含まれる糖質量を計算する方法を指導します。さらに、経験則にもとづくインスリン追加方法を指導し、習得してもらいます。

『食品交換表』とカーボカウント

　「カーボカウント」とは、食事に含まれている糖質の量（グラム数）を知り、糖尿病の食事療法に役立てる方法です[1]。「基礎カーボカウント」とは摂取糖質量を一定化することで、「応用カーボカウント」は糖質摂取量に合わせてインスリン製剤などの投薬量を調整することで、いずれも食後血糖値を管理する方法です。従来指導されている『食品交換表』とは、カーボカウントの第一歩となる「基礎カーボカウント」の考え方に相当するものです（カーボカウントについては47、58ページ参照）。

補食でのエネルギー摂取

　合併症を防ぐための血糖管理基準は、HbA1cが7.0％未満とされています。1型糖尿病患者

さんをこの基準で管理しようとすると、低血糖の頻度がHbA1c 7％以上の管理に比して3倍となります[2]。

　低血糖が起こった際の糖質摂取量については、米国で「15の法則」というものがあります。低血糖を起こした際に、糖質15gを摂取して15分経過してから血糖値を再度測定し、それでも低血糖が解消していなければ、再度糖質15gを摂取するというものです。また、この対処法とは別に、低血糖のときに血糖値を100mg/dLに戻すためにどれだけの糖質を摂取すればよいかが検討されており、糖質1gで血糖値は5mg/dL上昇するとされています[3]。

　糖質は1gで4kcalのエネルギーを有します。このため、1型糖尿病患者さんでHbA1c＜7％ほどの血糖管理状態を保とうとすると、通常食べるもののほかに低血糖対応の補食をすることがあり、体重増加が懸念されます。筆者は1型糖尿病患者さんに対して、この点を説明したうえで、他人と同じ量を食べずにすこし少なめに食べるように指導しています。他人から食事制限されることは不快なものですが、みずから理解して、すすんで食事を制限することは不快なものではありません。

経験則の活用：カレーライスの場合

　カーボカウントは、はじめて食べるものを目の前にしたときに、どの程度の追加インスリンを加えるかのガイドラインとなります。しかし、漫然とその量を追加するだけではなく、追加したインスリン量が正しかったのかを検証する必要があります。

　筆者が外食をする際には、まずは推定糖質量をカーボカウントから算出してそれに応じたインスリン製剤を追加し、さらに食後の血糖補正のためにインスリン製剤を追加します。それらを合計した量が、その食べものに必要なインスリン量となります。多くの外食の場合、カーボカウントで算出された糖質量から必要だとされるインスリン量よりも、多くの追加インスリンを要します。

　以下に、血糖管理に困難なカレーライスを食べた結果と対策を示します。図1のカレーライスは「ごはん200g程度＋ルウ」なので、普通に考えれば糖質は100g程度だと思われます。図2にカレーライス食後の持続血糖モニター（continuous glucose monitoring；CGM）の結果を示します。筆者の基礎インスリンは、絶食状態でほぼ血糖値が安定するように設定されており、通常食での糖質／インスリン比はおおむね正しい数値となっています。このときの糖質／インスリン比は14g／単位で、糖質100gとしてインスリン製剤を追加しました。その後のCGMの数値は高値で維持したため、さらに追加のインスリン製剤を要しました。補正のために追加したインスリン製剤を合計すると、糖質160g相当として追加することになりました。このように、カレーライスでは糖質の予想量のおおむね1.5倍程度として追加する必要があり

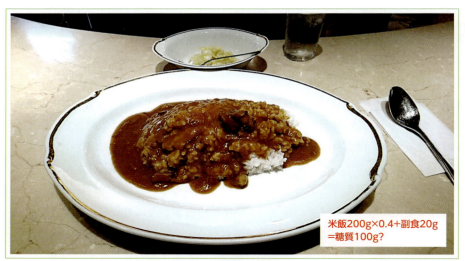

図1 ● 外食カレーライス

米飯200g（米飯に含まれる糖質量を重量の40％と見積もれば糖質量80g）と、副食に含まれる糖質量を20gと見積もれば、合計糖質含有量は100gと見積もることができる。

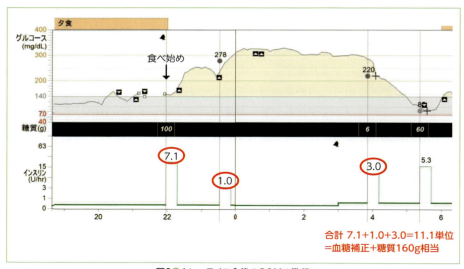

図2 ● カレーライス食後のCGMの数値

糖質量を100gとして追加インスリンを注入した際に、食後血糖値が上昇したためインスリン製剤を追加した。このカレーを食べるためには、最初および高血糖に応じて追加投与した合計で「7.1＋1.0＋3.0＝11.1単位」のインスリン製剤が必要であったということになる。

ます。また、食後の血糖高値が持続する原因としての脂質による影響を考慮すると、糖質の予想量の1.5倍の糖質追加と脂質に対して、基礎インスリンを120％に増量するという方法で対応しました。

表●外食に含まれる糖質量と経験則にもとづき追加するインスリン量

食品名	推定米飯量（g）	推定副食糖質量（g）	推定糖質含有量（g）	表記糖質含有量（g）	入力すべき糖質量（g）	basal 120%併用
カレーライス	250	40	140	—	200	○
かつ丼	250	30	130	—	170	○
にぎり寿司1個	—	—	8	—	10	—
牛丼（並）	200	20	100	100	120	—
徳島のラーメン	—	—	—	—	値段×0.17	—
都会のラーメン	—	—	—	—	値段×0.13	—

各種外食への対応

　各種外食への対応方法を表に示します。かつ丼は、カレーライスと同じように対応します。にぎり寿司は、本来であれば1個で8g程度の糖質が見込まれますが、ネタのたんぱく質などにより血糖値が上昇することを考慮すると、1個で10gとして算出すると便利です。牛丼は、表示されている糖質量よりも少し多めに入力します。ラーメンについては徳島県および都会で20軒以上のラーメン店をまわり、食べたデフォルトのラーメンの値段から、糖質含有量を算出する方法で導き出しました。指導のうえでの参考にしていただければ幸甚です。

引用・参考文献

1) 日本糖尿病学会編・著. 医療者のためのカーボカウント指導テキスト. 東京, 文光堂, 2017, 64p.
2) Davis, EA. et al. Hypoglycemia : incidence and clinical predictors in a large population-based sample of children and adolescents with IDDM. Diabetes Care. 20(1), 1997, 22-5.
3) Davidson, P. Basal Bolus : The Strategy for Managing All Diabetes. (http://www.adaendo.com/davidson/SanAntonio030502frnt.ppt).

第1章 基本をおさらい！ 糖尿病食事療法

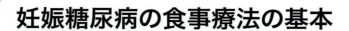

5 妊娠糖尿病の食事療法の基本

千葉県立保健医療大学健康科学部栄養学科准教授／新潟大学大学院医歯学総合研究科血液・内分泌・代謝内科講座　**谷内洋子**（やち・ようこ）
新潟大学大学院医歯学総合研究科 血液・内分泌・代謝内科講座教授　**曽根博仁**（そね・ひろひと）

妊娠糖尿病とは

　妊娠糖尿病（gestational diabetes mellitus；GDM）は、「妊娠中にはじめて発見または発症した糖尿病に至っていない糖代謝異常」と定義され、妊娠によるインスリン抵抗性の増大のために、妊娠中に一過性に出現する軽い糖代謝異常を指します。75gブドウ糖負荷試験（oral glucose tolerance test；OGTT）で、空腹時血糖値≧92mg/dL、1時間値≧180mg/dL、2時間値≧153mg/dLの1点以上を満たすものを妊娠糖尿病と診断し、妊娠中の明らかな糖尿病（①空腹時血糖値≧126mg/dL、②HbA1c≧6.5％のいずれかを満たす場合）、糖尿病合併妊娠（①妊娠前にすでに診断されている糖尿病、②確実な糖尿病網膜症があるもの）は、妊娠糖尿病から除外されます[1]。晩婚化・晩産化が進んでいる近年の日本において、妊娠糖尿病を含む糖代謝異常妊婦が増加することが予想されています。

妊娠糖尿病の食事療法

●血糖コントロールと適正体重増加量

　妊娠糖尿病女性では、児の過剰発育が起こりやすく、周産期合併症リスクが高くなりますが、妊娠中に良好な血糖コントロールを継続することでそのリスクは低減され、合併症を予防できると報告されています[2]。血糖コントロールの基本である食事療法は、母児がともに健全な妊娠を維持するために必要十分な栄養を供給するとともに、胎児の健全な発育と母体の良好な血糖コントロールを維持し、非妊娠時体格（BMI値）に応じた適正な体重増加を目指します（**表**）。

　「母体の肥満は産科的ハイリスクである」という考えは定着しつつある一方で、近年のわが国の妊婦の体格の傾向として、若年女性のやせ願望増強による「やせ妊婦」の増加も問題にな

表●体格区分別妊娠期推奨体重増加量（文献3を参考に筆者作成）

非妊娠時体格	BMI値（kg/m^2）	妊娠全期間での 推奨体重増加量	妊娠中期から末期における 1週間当たりの推奨体重増加量
やせ	18.5未満	9〜12kg	0.3〜0.5kg
普通	18.5〜24.9	7〜12kg	0.3〜0.5kg
肥満	25以上	個別対応（およそ5kgを目安）	個別対応

っています。実際に、20歳時にやせすぎだった女性（BMI＜18kg/m^2）では妊娠糖尿病のリスクが高まるという成績[4]もみられていることから、妊娠前からの適正なBMIの保持は、妊娠糖尿病発症予防において重要と考えられています。

●妊娠中に必要なエネルギー量

　一般に普通体格の妊婦（非妊時BMI＜25kg/m^2）の1日の摂取エネルギーは、標準体重×30kcalを基本とし、妊娠中に増大するエネルギー需要量に対しては付加量を加えます。付加量については、厚生労働省『日本人の食事摂取基準（2015年版）』の妊婦に対するエネルギー付加量（初期＋50kcal/日、中期＋250kcal/日、末期＋450kcal/日）に準拠する方法[5]と、妊娠期間中一律に200kcalとする方法[6]とがあります。肥満妊婦（非妊時BMI≧25kg/m^2）の1日の摂取エネルギーは、標準体重×30kcalを基本とし、原則として妊娠全期間においてエネルギー付加を行いません[6]。なお、妊娠中の母体の低栄養に伴う子宮内環境の悪化は、低出生体重児の増加や児の将来の生活習慣病の発症リスクを高める可能性が指摘されていることから、体重減少や飢餓状態を招かぬよう、母体および胎児の体重変化を参考に、状況に応じて摂取エネルギーを調節することが求められます。

●高血糖予防：分割食について

　巨大児の発生には食後血糖値が関連する[7]ことから、食後の良好な血糖値維持は重要です。1日3食、規則正しい適正な栄養供給によっても食後血糖値を抑制できない場合は、血糖の変動を少なくし高血糖を予防する観点から、1回当たりの食事量を減らし、食事回数を増やす分割食を適宜導入することが勧められます。たとえば6回の分割食の場合、食事3回と80〜160kcalの間食（おにぎり、サンドイッチ、クラッカー、ヨーグルトなど）3回を組み合わせます。食前血糖値が改善したにもかかわらず食後血糖値が高い場合は、1日の総エネルギー量の分割比率の変更や摂取時刻に配慮することで、血糖値の改善を図りましょう。

分娩後の評価とフォローアップ

　妊娠糖尿病既往女性は、分娩後に耐糖能が正常化しても将来糖尿病を発症するリスクが高く、

妊娠中の血糖が正常だった女性の7.4倍であることがあきらかにされています[8]。このため、出産後6〜12週時に再び75gOGTTを行い、分娩後早期からの耐糖能の再評価が必要です。また、妊娠糖尿病既往女性ではメタボリックシンドロームの発症リスクが高いことが知られていることから[9]、分娩後初回の糖負荷試験以降も定期的なフォローアップと、食事療法、運動療法などの生活指導を継続して行い、長期にわたる追跡管理が必要です。

　分娩後の食事療法は、普通体格の女性では、1日の摂取エネルギー＝標準体重×30kcalを基本とし、授乳によるエネルギー需要量の増大に対しては、厚生労働省『日本人の食事摂取基準（2015年版）』[5]を参考に、＋350kcal/日を付加量とします。肥満女性については1日の摂取エネルギー＝標準体重×30kcalを基本とし、原則としてエネルギー付加は行いません。ライフスタイルの改善により糖尿病発症率が低下したことが示唆されていることから、分娩後の継続的な食事療法の指導は重要です[10]。妊娠、出産は女性にとって大きな転機であり、環境やホルモンバランスの変化の影響から、心身にストレスがかかりやすいことに配慮しながら、産前産後を通じた適切な栄養摂取のあり方について、女性が生涯にわたってセルフケア能力を高められるような食事療法の展開が求められています。

引用・参考文献

1) 平松祐司ほか. 日本糖尿病・妊娠学会と日本糖尿病学会との合同委員会報告—日本糖尿病・妊娠学会と日本糖尿病学会との合同委員会—妊娠中の糖代謝異常と診断基準の統一化について. 糖尿病. 58(10), 2015, 801-3.
2) Falavigna, M. et al. Effectiveness of gestational diabetes treatment：a systematic review with quality of evidence assessment. Diabetes Res. Clin. Pract. 98(3), 2012, 396-405.
3) 厚生労働省. 妊産婦のための食生活指針—「健やか親子21」推進検討会報告書. 28-31. (https://www.mhlw.go.jp/houdou/2006/02/h0201-3a.html)
4) Yachi, Y. et al. Low BMI at age 20 years predicts gestational diabetes independent of BMI in early pregnancy in Japan：Tanaka Women's Clinic Study. Diabet. Med. 30(1), 2013, 70-3.
5) 厚生労働省. 日本人の食事摂取基準(2015年版)の概要. (https://www.mhlw.go.jp/file/04-Houdouhappyou-10904750-Kenkoukyoku-Gantaisakukenkouzoushinka/0000041955.pdf)
6) 日本産科婦人科学会, 日本産婦人科医会. "妊娠糖尿病(GDM), 妊娠時に診断された明らかな糖尿病, ならびに糖尿病(DM)合併妊婦の管理・分娩は?". 産婦人科診療ガイドライン—産科編2014. 東京, 日本産科婦人科学会事務局, 2014, 24-9.
7) de, Veciana, M. et al. Postprandial versus preprandial blood glucose monitoring in women with gestational diabetes mellitus requiring insulin therapy. N. Engl. J. Med. 333(19), 1995, 1237-41.
8) Bellamy, L. et al. Type 2 diabetes mellitus after gestational diabetes：a systematic review and meta-analysis. Lancet. 373(9677), 2009, 1773-9.
9) Lauenborg, J. et al. The prevalence of the metabolic syndrome in a danish population of women with previous gestational diabetes mellitus is three-fold higher than in the general population. J. Clin. Endocrinol. Metab. 90(7), 2005, 4004-10.
10) Ratner, RE. et al. Prevention of diabetes in women with a history of gestational diabetes：effects of metformin and lifestyle interventions. J. Clin. Endocrinol. Metab. 93(12), 2008, 4774-9.

第1章　基本をおさらい！　糖尿病食事療法

6 高齢者糖尿病の食事療法の基本

加藤内科クリニック（葛飾）院長　**加藤光敏**（かとう・みつとし）

高齢者の食事療法の特殊性について

　通院患者さんはいつの間にか年を重ねて高齢者になっていきます。高齢者は運動能力の低下、認知症、骨格筋量の減少（図）など種々の問題を抱えがちです。栄養指導も壮年時と内容を変えなければ、「サルコペニア（筋肉減少症）」に近づいていくことになります[1]。高齢者にふさわしいとされる食事療法は、近年大きな変化が認められます。本稿では高齢者糖尿病の食事療法の基本を、壮年者までの食事療法と異なる部分に絞って記載します。

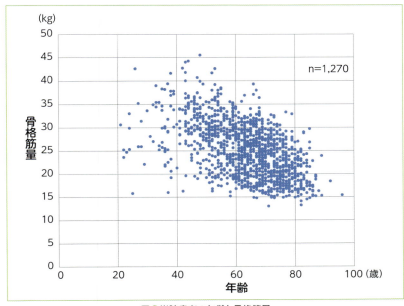

図●当院患者の年齢と骨格筋量

糖尿病ケア2018 秋季増刊　27

以前の糖尿病食事指導では、HbA1cを良好にするために総エネルギー量を制限することが中心であり、摂取エネルギーが多いと過食を戒められるのが常でした。その結果、高齢者であっても過食や肥満を恥じたり、体重が必要以上に減少していってもHbA1cが改善しさえすれば医師にほめられたりする傾向があったと思います。

　現在は大きく状況が変化しつつあります。これは高齢者の糖代謝、筋肉代謝などに関する多くの研究が蓄積された結果、指導内容が変化してきたものです。今日ではBMIが高いというだけで、高齢者に安易に減量指示をしてはいけません[2]。日本人の寿命が延長されてくるにしたがって、「フレイル（虚弱）の予防」が高齢者のきわめて重要な目標となっています。ところが、HbA1c値に代表される良好な血糖コントロールのみを追求していくことは、「低栄養」と紙一重であることに気づかされます。

高齢者の低栄養とその要因

●高齢糖尿病患者さんの栄養摂取状況

　この高齢者で問題になっている「低栄養」の栄養とは、主としてたんぱく質、脂質、鉄分、ビタミン類があげられます。とくにたんぱく質とエネルギー不足はPEM（protein energy malnutrition）と呼ばれています。ここで「高齢者における栄養指導は若年者と大きく異なる」との認識が重要です。

　日本人高齢糖尿病患者さんの栄養摂取状況については、J-EDIT（Japan elderly diabetes intervention trial）研究があります。その栄養摂取状況のグラフをみると、脂質および炭水化物エネルギー比が増加し、たんぱく質のエネルギー比が低下しがちです[3]。また『高齢者糖尿病治療ガイドライン2017』によると、高齢者の食事療法の基本はエネルギー25～30kcal/標準体重、たんぱく質は少なくとも1.0～1.2g/標準体重とされます。このようにたんぱく質摂取量は身長165cm（標準体重60kg）の人で60～72gとなっていますが、その高齢者を見極めて調整した指導をすることが必要です。

●高齢低栄養症例での指導

　高齢者の低栄養症例を見つけた場合でも「もっと食べなきゃ」といった言葉だけの注意は、効果がないことが多いのです。その原因は、高齢者は単なる栄養志向の違いだけでなく、多くの低栄養になる身体的・社会的要因が存在するからです。主因と思われるものを列挙すると、①認知機能障害、②高齢者うつ病、③独居、④口腔内の問題による咀嚼困難、⑤嚥下障害、⑥運動不足による空腹感欠如、⑦経済的困窮、となります。医師や管理栄養士が「理想に近い食事」を提案するだけではダメで、食材の購入費、調理をいかに単純化できるか、食べる時間など、その患者さんでネックとなっている問題を知ったうえでの解決が必要です。

サルコペニアを防ぐ良質のアミノ酸

　高齢者において血液中のアミノ酸の存在、およびインスリンの作用は、食後の骨格筋たんぱくの同化に非常に重要です。骨格筋では異化作用と同化作用のバランスで骨格筋量を大きく左右します。高齢者では食事でのたんぱく質摂取後の同化作用は若年者に比べ低下しており、アミノ酸の摂取不足は筋肉の減少を加速します。「動物性脂肪は極力とらず植物性油で」は誤りではありませんが、たんぱく質摂取不足を誘発しないかを見極めた指導でなければなりません。

　では「アミノ酸はどれでも同じか」といえば、いわゆる「必須アミノ酸」が重要で、とくにロイシンのたんぱく同化作用が強いことが知られています。ロイシンは肉、魚、牛乳などの動物由来の食品に多く含まれています。具体的には「魚を中心に、肉も適度に食事に取り入れましょう」という指導が高齢者には必要となります。摂取たんぱく質量と除脂肪体重の変化を見た研究[4]などがあります。

　ここで糖尿病性腎症患者さんの場合が問題となります。「腎症があるからとマニュアル的なたんぱく制限をする」「高カリウム血症もないのに『ゆでこぼし』で調理を煩雑にする」などの指導が必要か、食欲を減退させてしまい「HbA1cは下がったが低栄養で高齢者のQOL、幸福感を阻害」していないか、患者さんごとの検討が必要と思います。

おわりに

　高齢者の運動指導では、「時間栄養学的な思考」が必要です。たとえば運動に最適な時間についても、高齢者の筋肉減少予防が必要な人には、「食事の1〜2時間くらいまではアミノ酸が血液中を回っています。だからそのときに自分の年齢でできるレジスタンス運動などをしてください」と指導するのが重要です。

　高齢糖尿病患者さんでは実際の年齢と健康年齢が10〜15年異なる人は多いものです。栄養指導は、絵に描いた餅にならないように、その患者さんの社会的経済的背景を理解したうえでの、テーラーメードの栄養指導が不可欠だと考えます。

引用・参考文献

1) 日本老年医学会・日本糖尿病学会編・著. "高齢者糖尿病の食事療法". 高齢者糖尿病診療ガイドライン2017. 東京, 南江堂, 2017, 49-56.

2) 駒井さつきほか. 日本の地域在住高齢者における栄養状態とサルコペニア重症度の関連性の検討：BMI, Alb, 体重減少の有無との関連. 日本老年医学会雑誌. 53(4), 2016, 387-95.

3) 鎌田智英実. 栄養摂取状況と改善策. 日本老年医学会雑誌. 50(1), 2013, 68-71.

4) Houston, DK. et al. Dietary protein intake is associated with lean mass change in older, community-dwelling adults：the Health, Aging, and Body Composition(Health ABC) Study. Am. J. Clin. Nutr. 87(1), 2008, 150-5.

第1章 基本をおさらい！ 糖尿病食事療法

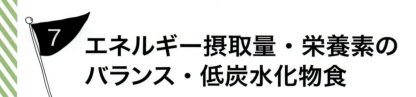

7 エネルギー摂取量・栄養素のバランス・低炭水化物食

京都府立医科大学大学院医学研究科内分泌・代謝内科学／京都桂病院栄養科長　**川手由香**（かわて・ゆか）
京都府立医科大学大学院医学研究科内分泌・代謝内科学教授　**福井道明**（ふくい・みちあき）

はじめに

　糖尿病食事療法の基本は適正な摂取エネルギー量で、栄養素のバランスが整った食事を、規則正しく食べることです。この項では、適正な摂取エネルギー量と栄養素バランス、低炭水化物食について説明します。

エネルギー摂取量[1,2]

　適正なエネルギー摂取量は、性別、年齢、肥満度、身体活動量、血糖値、合併症の有無などを考慮し設定しますが、治療開始時の目安としては、標準体重に身体活動量（表）を掛けて算出します。肥満者の場合は、20～25kcal/kg標準体重として、まずは5％の体重減少を目指します。

　治療開始後は、体重の推移や代謝パラメータ、設定したエネルギー摂取量に対する患者さんの気持ちと実際の摂食状況を確認しながら、患者さん個々の状況に応じて個別化を図ることも必要です。とくに高齢者では注意が必要で、長年培った食習慣の急な変更は「食べる」行為に戸惑いを生じさせ、食べられなくなることもあります。そのため、かならず摂食状況を聞き取

表●身体活動量の目安（文献1 p.45より引用）

軽労作（デスクワークが多い職業など）	25～30kcal/kg標準体重
普通の労作（立ち仕事が多い職業など）	30～35kcal/kg標準体重
重い労作（力仕事が多い職業など）	35～　kcal/kg標準体重

り、体重推移や検査値などを評価し、意図しない体重減少が起こらないようにしましょう。

栄養素バランス[1, 2]

　三大栄養素について、炭水化物は指示エネルギー量の50〜60％（150g/日以上[3]）、たんぱく質は指示エネルギー量の20％以下としますが、腎機能の低下に伴って摂取量の制限を考慮しましょう。脂質は指示エネルギー量の残りとしますが、25％を超える場合は飽和脂肪酸を減じるなど脂肪酸組成にも配慮が必要です。

　ビタミン、ミネラルの摂取目標量は日本人の食事摂取基準に準じます。食物繊維は炭水化物摂取量にかかわらず1日20g以上の摂取を推奨し、食塩相当量は合併症を鑑みて必要があれば6g未満/日とします。

低炭水化物食

●長期的な遵守性と安全性

　肥満の是正は、糖尿病の治療において重要な意義を有します。肥満や過体重の症例が、炭水化物の過剰摂取を適正量に戻すことや、一時的に一定量減じる、いわゆる総エネルギー摂取量を減じ過体重是正を目的とした低炭水化物食を行うことは、体重減少効果が期待でき有効であることはあきらかです。しかし、総エネルギー摂取量を制限せずに炭水化物のみを極端に制限する低炭水化物食は、長期的な遵守性や安全性などの重要な点についてエビデンスが不足しています。

　炭水化物を制限し、エネルギーを自由に摂取させたとしている研究の多くは総エネルギー摂取量に関する記載が乏しく、実際、総エネルギー摂取量が低下しているものもありました[4]。やせ型の症例に行うことは栄養不良をきたす可能性があります。

　低炭水化物食の実施期間については6か月から1年程度と考えます。低炭水化物食は開始後6か月ではより多くの体重減少を認めましたが、1年後には差がなくなっているとの報告[5]や、脱落群も多く、「6か月は続けることができても、1年となると難しい」との報告もあり、中長期の実施はすすめられません。

●実施による他疾患のリスク

　われわれの研究室のデータでは、炭水化物の摂取比率が低下すると、動物性たんぱく質の摂取が増え、植物性たんぱく質の摂取が減少していました。そして酸性食品を多く摂取する傾向があり、メタボリックシンドロームの有意なリスクとなっていました[6]。また、低炭水化物食で動物性のたんぱく質、脂質を中心に摂取した場合、糖尿病の発症[7]や総死亡、心血管イベン

トを増加させた[8]一方、植物性のたんぱく質、脂質を中心に摂取した場合には、糖尿病の発症[7]や総死亡、心血管イベントを増加させなかった[8]との海外の報告もあります。

　能登らは、メタ解析の結果、低炭水化物食では心血管疾患のリスクは低減せず、総死亡率は有意に増加したという報告[9]をしています。この原因の一つとして炭水化物摂取量減少によるたんぱく質や脂質の量と質が変わること、また食物繊維の摂取量が減ることによる腸内細菌叢の変化が考えられます[10]。

＊　　　　＊　　　　＊

　そのほか、高たんぱく質や高脂質になることにより腎症や膵疾患症例ではとくに注意が必要であること、骨粗鬆症や認知症・うつなどの発症の報告があること、また副食が増えるため食費が高騰することなど、問題点が多くあります。低炭水化物の食事療法は、有効性と危険性を考えたうえで実施するべきです。その際は、食物繊維、ビタミン、ミネラルが不足しないよう野菜を十分に摂取し、炭水化物、たんぱく質、脂質の質にも考慮した食事療法を実施する必要があると考えます。

引用・参考文献

1）日本糖尿病学会編・著. "食事療法". 糖尿病治療ガイド2018-2019. 東京, 文光堂, 2018, 44-8.
2）日本糖尿病学会編・著. "食事療法". 糖尿病診療ガイドライン2016. 東京, 南江堂, 2016, 37-66.
3）日本糖尿病協会. 日本人の糖尿病食事療法に関する日本糖尿病学会の提言. (http://www.jds.or.jp/modules/important/index.php?page=article&storyid=40)
4）Stern, L. et al. The effects of low-carbohydrate versus conventional weight loss diets in severely obese adults : one-year follow-up of a randomized trial. Ann. Intern. Med. 140(10), 2004, 778-85.
5）Nordmann, AJ. et al. Effects of low-carbohydrate vs low-fat diets on weight loss and cardiovascular risk factors : a meta-analysis of randomized controlled trials. Arch. Intern. Med. 166(3), 2006, 285-93.
6）Iwase, H. et al. Lower vegetable protein intake and higher dietary acid load associated with lower carbohydrate intake are risk factors for metabolic syndrome in patients with type 2 diabetes : Post-hoc analysis of a cross-sectional study. J. Diabetes Investig. 6(4), 2015, 465-72.
7）de, Koning, L. et al. Low-carbohydrate diet scores and risk of type 2 diabetes in men. Am. J. Clin. Nutr. 93(4), 2011, 844-50.
8）Fung, TT. et al. Low-carbohydrate diets and all-cause and cause-specific mortality : two cohort studies. Ann. Intern. Med. 153(5), 2010, 289-98.
9）Noto, H. et al. Low-carbohydrate diets and all-cause mortality : a systematic review and meta-analysis of observational studies. PLOS ONE. 8(1), 2013, e55030.
10）Koeth, RA. et al. Intestinal microbiota metabolism of L-carnitine, a nutrient in red meat, promotes atherosclerosis. Nat. Med. 19(5), 2013, 576-85.

第1章 基本をおさらい！ 糖尿病食事療法

8 血糖変動・血糖トレンド・血糖スパイク

京都府立医科大学大学院医学研究科内分泌・代謝内科学／京都桂病院栄養科科長　川手由香（かわて・ゆか）
京都府立医科大学大学院医学研究科内分泌・代謝内科学教授　福井道明（ふくい・みちあき）

血糖変動と血糖トレンド

　CGM（continuous glucose monitoring；持続グルコースモニタリング）やFGM（flash glucose monitoring；フラッシュグルコースモニタリング）などの新たな血糖測定機器の開発により、その瞬間（一時点）の血糖値だけでなく、連続した血糖値の変動（血糖変動）が把握できるようになりました。この血糖値の変動の傾向のことを「血糖トレンド」と呼んでいます。これらの新たな血糖測定機器は、従来の血糖自己測定（self monitoring of blood glucose；SMBG）では得られなかった睡眠中の血糖値や食後の血糖変動も含め、24時間連続した血糖値の変動が把握できるのが利点です。

　高血糖は糖尿病を悪化させ、血管や神経、臓器の障害をもたらします。低血糖は発汗や頭痛などだけでなく、重症になれば意識レベルの低下やけいれん、死に至ることもあります。また、低血糖をくり返すことで症状の発現が低下すると考えられており[1]、予防と治療のために低血糖を起こさないことが重要です。低血糖のない状態を約3週間維持すると、低血糖に対するアドレナリン反応が改善し、自律神経症状も回復するとの報告があります[2]。

　連続した血糖値が測定できる機器の登場によって、今までわからなかった高血糖や低血糖と、その血糖トレンドまで把握できるようになりました。そのため、糖尿病治療の新たな展開となってきています。

血糖スパイク

●食後の激しい血糖変動

　空腹時血糖値はそれほど高くないのに、食後に血糖値が急上昇し、その後すぐに急降下する

血糖値の変動を、それを表すグラフがスパイク（鋲）に似ていることから「血糖スパイク（グルコーススパイク）」と呼んでいます。このように、まるでジェットコースターのように血糖値が激しく乱高下する状態を放置しておくと、血管障害や臓器障害となり、動脈硬化や心血管イベントのリスクも高くなります。

この血糖スパイクを呈しているケースでは、空腹時血糖値だけを見ている場合、血糖スパイクは見落とされがちでした。しかし、CGMやFGMなどの新たな血糖測定機器の登場で、わかるようになりました。

血糖スパイクにならないための食事療法は、糖尿病食事療法の基本である「適正な摂取エネルギー量で、栄養素のバランスが整った食事を、規則正しく食べること」はもちろんですが、この項では「ゆっくりよくかんで時間をかけて食べる」「食べる順番を工夫する」ことを説明します。

●よくかんでゆっくり時間をかけて食べる

よくかんでゆっくり時間をかけて食べることは、食後高血糖を抑えるだけでなく、食事誘発性熱産生（diet induced thermogenesis：DIT）を増やすというデータもあります[3]。また、満腹感を感じやすくなる、脳が活性化される、減塩効果があるということで、厚生労働省は1口30回以上かむ「噛ミング30（サンマル）」運動を、幼児期から高齢者までのすべてのライフステージにおいて推奨しています[4]。今すぐに一口30回以上かむことは無理でも、今より5回多くかむことを目標に、徐々に増やしていくように心がけてもらいましょう。どうしても、ゆっくりよくかんで食べることが苦手な人には、こんにゃくやれんこんなど「歯ごたえ」「かみごたえ」のある食材を使用することをおすすめしています。

夜遅くなる夕食にも注意が必要です。夜遅い夕食は、昼食と夕食との間隔が長くなり過食になりやすいため、血糖スパイクを招きやすくなります。また、DITも時刻が遅くなるほど低くなるので、糖尿病患者さんにとっては避けたいものです。どうしても夜遅くなる場合は、軽めの食事にするよう心がけてもらいます。また、おにぎりなどの炭水化物を軽食として夕方にとり、夜遅くなる食事では炭水化物を少なくすると、血糖値の上昇が緩やかになるという研究報告もあります[5]。

●食べる順番

米飯を食べる前に野菜から食べる[6]ことや、魚や肉料理から食べる[7]ことで、食後の血糖上昇が改善されるとの報告もあることから、「おかず」から先に食べることをおすすめしています。これらは、食物繊維が糖質、脂質、コレステロールの消化吸収を遅らせ食後高血糖を抑制すると考えられています[6]。また魚や肉料理を米飯より先に食べると消化管ホルモンであるインクレチン（GLP-1、GIP）の分泌を促進するため食後高血糖を抑えることができる[7]とも報告されています。

ただ、野菜やたんぱく質食品の副食、いわゆる「おかず」をすべて食べたあとに「米飯」だけを食べるのは、漬物やふりかけなど塩気のごはんの友がほしくなり、食塩摂取量の増加を招くためおすすめできません。実際の栄養指導では、「まずは野菜やたんぱく質のおかずから食べはじめ、残りのおかずで米飯を食べ切れる量になったら、米飯を食べはじめましょう」と指導しています。

引用・参考文献

1) Bakatselos, SO. Hypoglycemia unawareness. Diabetes Res. Clin. Pract. 93 (Suppl 1), 2011, S92-6.
2) Cranston, I. et al. Restoration of hypoglycaemia awareness in patients with long-duration insulin-dependent diabetes. Lancet. 344 (8918), 1994, 283-7.
3) Hamada, Y. et al. The number of chews and meal duration affect diet-induced thermogenesis and splanchnic circulation. Obesity (Silver Spring). 22 (5), 2014, E62-9.
4) 厚生労働省. 歯科保健と食育の在り方に関する検討会報告書 (概要)「歯・口の健康と食育～噛ミング30 (カミングサンマル) を目指して～」. 2009. (https://www.mhlw.go.jp/shingi/2009/07/dl/s0713-10a.pdf)
5) Imai, S. et al. Divided consumption of late-night-dinner improves glycemic excursions in patients with type 2 diabetes：A randomized cross-over clinical trial. Diabetes Res. Clin. Pract. 129, 2017, 206-12.
6) Imai, S. et al. Effect of eating vegetables before carbohydrates on glucose excursions in patients with type 2 diabetes. J. Clin. Biochem. Nutr. 54 (1), 2014, 7-11.
7) Kuwata, H. et al. Meal sequence and glucose excursion, gastric emptying and incretin secretion in type 2 diabetes：a randomised, controlled crossover, exploratory trial. Diabetologia. 59 (3), 2016, 453-61.

第1章 基本をおさらい！ 糖尿病食事療法

9 運動療法と食事療法

熊本リハビリテーション病院栄養管理部栄養管理科副主任　**上野いずみ**（うえの・いずみ）
熊本リハビリテーション病院栄養管理部栄養管理科長　**嶋津さゆり**（しまづ・さゆり）
熊本リハビリテーション病院リハビリテーション科副部長／栄養管理部部長　**吉村芳弘**（よしむら・よしひろ）

はじめに

　糖尿病治療の基本は食事療法と運動療法の協働です。食事療法のプランニングの際、運動療法が考慮されず、血糖コントロールのために単一的な食事制限が行われることが少なくありません。個々に応じた食事療法と運動療法は、血糖コントロール改善だけでなく、とくに高齢者におけるフレイル、サルコペニア、ロコモティブシンドロームの進行を予防します[1]。日常活動動作（図1）だけでなく、骨格筋量や運動療法まで考慮した栄養指導が求められます。

運動療法のメリット

　運動不足により筋肉量が減って骨格筋に取り込まれる糖質が減少すると、結果として食事で上昇した血糖値が下がりにくくなるインスリン抵抗性を助長させます[2]。
　運動療法のメリットとして、筋肉量増加によるインスリン抵抗性改善、基礎代謝向上、またインクレチン様効果があげられます[3]。インクレチンとはインスリン分泌を促進するホルモンで、GLP-1（グルカゴン様ペプチド-1）が代表的です。GLP-1はグルカゴン分泌抑制や中枢性食欲

摂取エネルギー量は「標準体重（kg）×身体活動量（kcal/kg標準体重）」で算出する。
- 標準体重：身長（m）×身長（m）×22
- 身体活動量：25～30kcal/kg標準体重：軽い労作（デスクワークが多いなど）
　　　　　　　30～35kcal/kg標準体重：普通の労作（立ち仕事が多いなど）
　　　　　　　35～　 kcal/kg標準体重：重い労作（力仕事が多いなど）

図1●摂取エネルギー量の目安

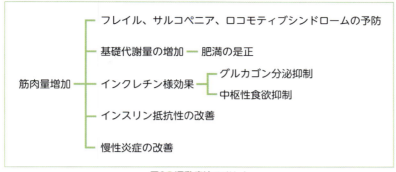

図2● 運動療法のメリット

抑制の効果があります。さらに、肥満や脂質代謝異常、慢性炎症を伴う場合でも、運動療法でこれらの異常が改善すると報告されています（図2）[4]。

運動療法のメディカルチェック

『糖尿病診療ガイドライン2016』には、糖尿病の運動療法を開始する際には、糖尿病慢性合併症である末梢および自律神経障害や進行した網膜症、腎症、整形外科的疾患などの評価が必要であると記されています[4]。運動を禁止あるいは制限したほうがよい場合は、空腹時血糖値250mg/dL以上、尿ケトン体陽性、眼底出血、腎不全、虚血性心疾患、骨・関節疾患がある場合です[1]。運動療法を行う際の注意点としては、合併症のほか低血糖に注意することはもちろんですが、低血糖時の対処法について十分に指導することも必要です。また血糖値だけに左右されず、栄養状態を評価し、代謝合併症をひき起こさないよう多職種で血糖推移をモニタリングすることも大切です。

運動療法の実施

メディカルチェックをすませたら、どのような運動療法が患者さんに適しているかを医師や理学療法士を含む多職種で検討し、レジスタンス運動、有酸素運動を行います（図3）。

『糖尿病治療のエッセンス（2017年版）』では、「できれば毎日、少なくとも3～5回/週、強度が中等度（心拍数が1分間100拍以内[50歳以上]、100～120拍以内[50歳未満]）の有酸素運動を20～60分行うこと、2～3回/週レジスタンス運動を行うことがすすめられる」としています[1]。しかし、運動療法の利点はわかっていても、運動を日課としている人は多くありません。厚生労働省の平成28年国民栄養・健康調査では、「運動をまったくしない」と答えた

食事療法	有酸素運動	レジスタンス運動
血糖コントロールが最優先されますが、血糖が安定した状態であれば低体重やサルコペニアの改善のために必要十分なエネルギーとたんぱく質を摂取します。インスリン抵抗性改善薬などの併用も検討します。	おもに遅筋を鍛える運動です。有酸素の状態で糖と脂質をエネルギー源とします。ミトコンドリアの機能強化につながります。体脂肪の燃焼はインスリン抵抗性の改善につながります。	おもに速筋を鍛える瞬間的に強い力を使う運動です。無酸素の状態でおもに筋肉に貯蔵されたグリコーゲンをエネルギーとします。筋肥大によってグリコーゲン貯蔵量が増加し、血糖が安定します。
筋肉合成材料を供給する	**体脂肪を燃やす**	**基礎代謝量を増やす**

図3●糖尿病に対する三位一体のアプローチ（文献2より引用）

のは30〜59歳で平均61.0％、70歳以上では38.2％でした。とくに働き盛りの世代では、運動する時間や習慣が乏しいことがうかがえます。

　運動をする時間がない場合でも、活動的な日常生活動作によりエネルギー消費（non-exercise activity thermogenesis：NEAT）を増やすことが有効です[4]。『サルコペニア診療ガイドライン2017』では、運動習慣ならびに豊富な身体活動量はサルコペニアの発症を予防する可能性があり、運動ならびに活動的な生活を推奨する（エビデンスレベル：低、推奨：強）として、運動習慣と日常生活での豊富な身体活動を推奨しています[5]。

おわりに

　運動を継続するのは容易なことではありません。患者さんの自己効力感を引き出すために、食事療法と運動療法の相乗効果の共有と、成功体験をフィードバックし「やる気」をいかに持続させるかが、栄養指導の課題といえるでしょう。

引用・参考文献

1）日本糖尿病対策推進会議編. "運動療法". 糖尿病治療のエッセンス（2017年版）. 東京, 文光堂, 2016, 11.
2）吉村芳弘. 基礎疾患に糖尿病がある人のエネルギー必要量はどのように算出すればよいですか？. ニュートリションケア. 7（10）, 2014, 962-3.
3）黄啓徳. 糖尿病患者の治療⑥運動療法. ニュートリションケア. 11（5）, 2018, 412-4.
4）日本糖尿病学会編・著. "運動療法". 糖尿病診療ガイドライン2016. 東京, 南江堂, 2016, 67-8.
5）サルコペニア診療ガイドライン作成委員会編. サルコペニア診療ガイドライン2017年版. 東京, ライフサイエンス出版, 日本サルコペニア・フレイル学会, 国立長寿医療研究センター, 2017, 82p.

第1章　基本をおさらい！　糖尿病食事療法

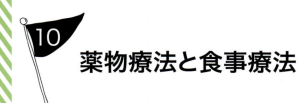

10 薬物療法と食事療法

福岡大学医学部内分泌・糖尿病内科准教授　**野見山　崇**（のみやま・たかし）

はじめに

　医食同源という言葉が古くからありますが、生活習慣病が増えつづける現代社会では重要なキーワードといえます。たくさんの糖尿病治療薬が臨床応用され、全国の糖尿病患者さんの血糖コントロールは改善傾向にあります。しかし、どんなにすばらしい薬剤も、食事療法や運動療法が守られたうえで効果が発揮されることを忘れてはなりません。

　また、薬の効果を手助けしてくれる食材や、内服時に注意しなくてはならない食習慣もあることがわかってきました。本稿では臨床上よく使用する、メトホルミン塩酸塩とDPP-4（dipeptidyl peptidase-4）阻害薬、そしてもっとも新しいクラスのSGLT2（sodium-glucose cotransporter 2）阻害薬の3剤にフォーカスして解説したいと思います。

メトホルミン塩酸塩

　メトホルミン塩酸塩はインスリン抵抗性改善薬の代表であり、古きよき糖尿病治療薬です。海外では2型糖尿病治療の第一選択薬として推奨されるエビデンス豊富な薬剤ですが、重篤な副作用である乳酸アシドーシスには十分な注意が必要です。乳酸アシドーシスは腎不全の患者さんで起こりやすいことから、推定糸球体濾過量（eGFR）が30mL/分/1.73m^{2}未満の患者さんでは禁忌となっています[1]。また、脱水や過度のアルコール摂取時にも乳酸アシドーシスが起こりやすくなりますので、シックデイやアルコールを多く摂取する場合には休薬が必要です。図1に乳酸アシドーシスになりやすい状態をまとめました。

　また、メトホルミン塩酸塩は肝臓からの糖新生を抑制します。アルコールを摂取すると一時的に肝糖放出が抑制されますので、糖質を摂取しないでアルコールとメトホルミン塩酸塩を摂

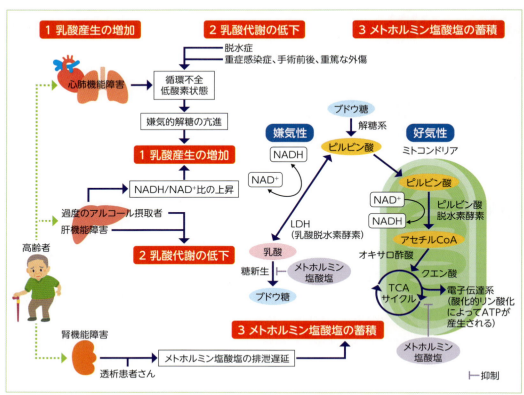

図1 ●乳酸アシドーシスを起こしやすい状態（文献2を参考に筆者作成）

取すると、低血糖の危険性が増します。しっかりと指示された食事、とくに炭水化物を摂取することが重要です。

DPP-4阻害薬

　DPP-4阻害薬は、わが国でもっとも処方されている糖尿病治療薬の一つです。やせ形の2型糖尿病患者さんにより有効であることが知られていますが[3]、それ以外にもDPP-4阻害薬の作用を増強する可能性のある服薬方法が報告されています。メトホルミン塩酸塩とDPP-4阻害薬はわが国でもっとも頻用されている経口血糖降下薬の組み合わせの一つですが[4]、メトホルミン塩酸塩が胆汁酸の再吸収を抑制することで、フリーになった胆汁酸が小腸L細胞のGLP-1分泌を促進し、相乗効果で血糖を下げていることが示唆されています（図2▼）。また、同様に魚油で知られるEPA（eicosapentaenoic acid）やDHA（docosahexaenoic acid）もL細胞からのGLP-1の分泌を促進していることが知られており（図2▼）、血中のEPAやDHA濃度が高

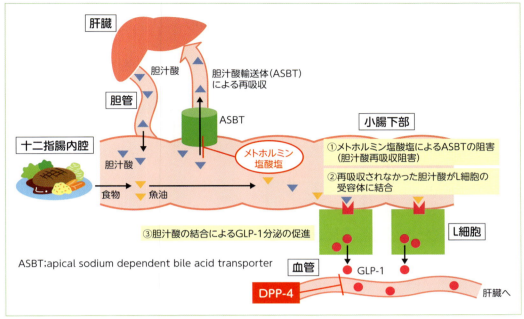

図2 ● 魚油・胆汁酸によるGLP-1分泌機構(文献5より引用改変)

い患者さんはDPP-4阻害薬の血糖降下作用が高いことも報告されています[6]。また、30回かんで食べるとGLP-1の分泌が促進されることも報告されています[7]。

これらの事象が、実臨床にどれだけの影響を及ぼしているかは定かではありません。しかし、「よくかんで魚を中心に食べる」という日本古来の美しい食文化がDPP-4阻害薬の効果を助けてくれるという話は、患者さんの食育につながるのではないでしょうか。

SGLT2阻害薬

SGLT2阻害薬はもっとも新しいクラスの糖尿病治療薬で、発売当初は副作用のみが懸念されていましたが、日本人2型糖尿病患者さんにおいても比較的安全に投薬できることがわかってきました[8]。また、HDLコレステロールやアディポネクチンの血中濃度の上昇も日本人で報告されています[8]。しかし、食事摂取に関して極端な低炭水化物食には注意が必要です。図3に示すとおり、インスリンは血中のブドウ糖を細胞内に取り込む形で血糖値を低下させています[9]。

しかし、SGLT2阻害薬はインスリン作用によらず、尿中に糖を排泄して血糖値を下げるので、インスリン需要量は低下します。そこに低炭水化物食を併用すると、インスリンの絶対的な不足が生じ、ケトン体が産生されます[10]。極端な場合には、血糖値はさほど高値ではないのにケ

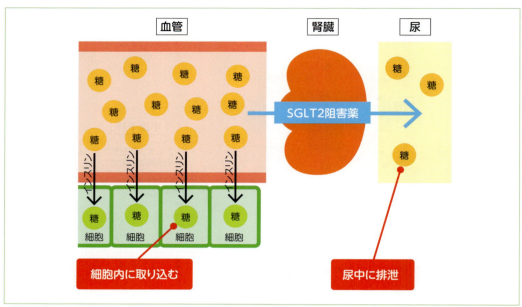

図3 ● SGLT2阻害薬の血糖降下作用（文献9より）

トン体が著明に高値になる「正常血糖ケトアシドーシス」という病態に陥ります。闇雲に制限するのではなく、正しく食べることが重要です。

おわりに

多彩な糖尿病治療薬を使い分けることができる、21世紀の糖尿病診療になりました。糖尿病治療薬によって、血糖値を下げるだけではなく、それにまつわる食生活を見直すことによって、糖尿病診療がより深いものになると考えます。

引用・参考文献

1) ビグアナイド薬の適正使用に関する委員会編. メトホルミン適正使用に関するRecommendation.（http://www.fa.kyorin.co.jp/jds/uploads/recommendation_metformin.pdf）.
2) 金子至寿佳. 2型糖尿病治療におけるメトグルコ錠250mg適正使用のポイント. 日経ドラッグインフォメーション. 183, 2013, 47-9.
3) Nomiyama, T. et al. Contributing factors related to efficacy of the dipeptidyl peptidase-4 inhibitor sitagliptin in Japanese patients with type 2 diabetes. Diabetes Res. Clin. Pract. 95(2), 2012, e27-8.
4) Tanabe, M. et al. Prescription of oral hypoglycemic agents for patients with type 2 diabetes mellitus：a retrospective cohort study using Japanese hospital database. J. Diabetes Investig. 8(2), 2017, 227-34.
5) Alrefai, WA. et al. Bile acid transporters：structure, function, regulation and pathophysiological implications. Pharm. Res. 24(10), 2007, 1803-23.

6) Iwasaki, M. et al. Predicting efficacy of dipeptidyl peptidase-4 inhibitors in patients with type 2 diabetes : association of glycated hemoglobin reduction with serum eicosapentaenoic acid and docosahexaenoic acid levels. J. Diabetes Investig. 3(5), 2012, 464-7.

7) Sonoki, K. et al. Effects of thirty-times chewing per bite on secretion of glucagon-like peptide-1 in healthy volunteers and type 2 diabetic patients. Endocr. J. 60(3), 2013, 311-9.

8) Nomiyama, T. et al. Efficacy and safety of sodium-glucose cotransporter 2 inhibitor ipragliflozin on glycemic control and cardiovascular parameters in Japanese patients with type 2 diabetes mellitus ; Fukuoka Study of Ipragliflozin (FUSION). Endocr. J. 2018, in press.

9) 野見山崇. 糖キング第04話：糖毒性という名のお化け. (http://meinohama.futata-cl.jp/doctor/talking_04.html)

10) Yabe, D. et al. Sodium-glucose co-transporter-2 inhibitor use and dietary carbohydrate intake in Japanese individuals with type 2 diabetes : a randomized, open-label, 3-arm parallel comparative, exploratory study. Diabetes Obes. Metab. 19(5), 2017, 739-43.

第1章　基本をおさらい！　糖尿病食事療法

『糖尿病食事療法のための食品交換表』を用いた食事指導

京都大学医学部附属病院疾患栄養治療部副部長　幣 憲一郎（しで・けんいちろう）

『食品交換表 第7版』の改訂ポイント

　糖尿病の食事療法といえば、『糖尿病食事療法のための食品交換表』（以下『食品交換表』）に基づいた体重管理（エネルギー管理）を基本として、食事のバランスを調整するなど、患者さんの（食）生活習慣の改善を根幹とした栄養食事指導が実践されてきました。しかし糖尿病治療の進歩・変化に伴い、栄養食事指導の管理ポイントも「エネルギー管理」から「血糖管理」へと視点を移す必要性が生じています。すなわち、これまでの『食品交換表』に求められてきたエネルギー量の調整以外に、炭水化物（糖質）の適切な摂取量を把握し、血糖値の上昇に影響するような食品摂取に関する注意点を栄養食事指導に盛り込むことが必要となっています。

　そこで『食品交換表 第7版』では、改訂に合わせて血糖管理を意識した図表を追加し、（基礎）カーボカウントとの連携も視野に入れた改変が行われています。すなわち、『食品交換表 第7版』は単なるエネルギー管理のためのツールではなく、総合的な視点に立った指導ツールに生まれ変わったことを、まず理解してもらいたいと思います。

食事療法に『食品交換表』をどのように活用するか

●計算することなく食生活改善に活用

　これまでの旧体質な食事療法では、適切なエネルギー量の設定（減量）に重きを置いた指導が行われてきました。しかし、過度の摂取エネルギー量の制限では、途中で脱落する症例を多く認めるため、エネルギー制限を行っても血糖などのコントロールが不十分な場合には、ほかの治療法に変更してコントロール目標の達成を図ることが求められています。

　さらに、糖尿病の食事療法では、栄養素配分までを考慮した指導内容が重要となります。

そこで、『食品交換表』では食品を表1〜表6まで大きく分類し、炭水化物（糖質）、たんぱく質、脂質、ビタミン・ミネラルといった各種栄養素を充足するために、1日ですべての「表」の食材を利用できたがどうかを確認するだけで栄養バランスが整えられる、とても優れた指導媒体となっています。とくに患者さんの高齢化が進んでおり、計算が苦手な患者さんも増えているので、毎食「表1」「表3」「表6」の食品を摂取できたかチェックするだけでも、「パンとコーヒー」「うどんのみ」といった、血糖上昇にも大きく影響のある偏りのある食生活の改善につなげることができます。

● 炭水化物のコントロールに活用

次に、個別な栄養素別の栄養指導方法を確認してみますが、炭水化物摂取量の基準について、日本国内におけるエビデンスはいまだ乏しく、また、摂取下限に関するコンセンサスが得られていない現状では、上限として60％を超えない程度とすることが望ましいと考えられています。『食品交換表 第7版』では、炭水化物エネルギー比50％、55％、60％それぞれの配分例を示し、患者さんがこれまで行ってきた食生活や病状の変化などを加味して、症例の食生活環境に応じた柔軟な対応を展開できるように情報提供が行われています。

近年、薬物治療においても進歩が著しく、α-グルコシダーゼ阻害薬（α-GI）や最新のSGLT2阻害薬などは、食事療法のあり方に大きく影響を受ける薬剤とされています。これらの薬剤の使用にあたっては、適切な糖質量が確保されていることが重要であり、極端な低炭水化物食では治療効果が上がらないばかりか、低血糖や必要以上の体重減少、サルコペニアといった副作用の出現も危惧されているので注意が必要です。

● 食物繊維・脂質・食塩のコントロールに活用

食物繊維を1日20〜25g確保することは、食後血糖コントロールの改善に有効であり、血中脂質レベルも低下させるとされ、野菜を1日350g以上摂取することを目標にしています。『食品交換表』では、食物繊維の多い食品には「マーク」が付けられていますので、推奨される食品として有効活用してください。

同様に、脂質や食塩の多い食品にも「マーク」が記載されていますので、合併症予防の観点から活用しましょう。普段常用している食品にマークが付いていないか確認することだけでも食事療法になります。

● 基礎カーボカウントへの活用

食事で摂取する糖質量をなるべく規則正しく、一定にすることを「基礎カーボカウント」といいます（図）。『食品交換表』の活用を考えた場合には、「基礎カーボカウント」レベルで対応することが重要であり、参考資料として「表1、表2、表4、調味料の糖質・食物繊維含有量に関する資料」が掲載されています。患者さんが摂取している食品中の糖質量を把握し、同一エネルギー内での糖質量の違いによる食品選択という方法を、適宜食事療法の手段として使用

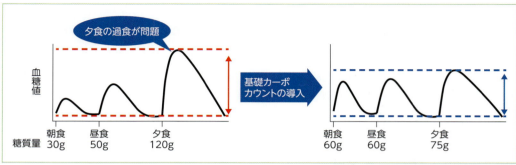

図●摂取する糖質量の平準化は2型糖尿病患者さんにも有用（基礎カーボカウントの導入）
各食事の糖質量を調整することは、従来のエネルギー管理と共通した認識でよい。

してほしいと思います。

おわりに

　糖尿病の食事療法においてとくに重要な点は、「今、血糖値が乱れている原因はなにか」を考えることです。食事を減らすことばかり考えずに、その方法は生活の質を落とさないか、長期にわたって実践できるのかということを考え、指導にあたってください。今回紹介したように、『食品交換表 第7版』は単なるエネルギー管理のためのツールではなく、総合的な視点に立った指導ツールに生まれ変わったことを、治療にあたる各医療スタッフの共通認識として、活用してほしいと思います。

引用・参考文献
1）日本糖尿病学会編・著. 糖尿病食事療法のための食品交換表 第7版. 日本糖尿病協会／文光堂, 2013, 132p.

第1章 基本をおさらい！ 糖尿病食事療法

12 「カーボカウント」の基本と活用

大阪市立大学医学部附属病院栄養部　藤本浩毅（ふじもと・ひろき）

カーボカウントとはなにか

　カーボカウントとは、糖質（カーボ）を数える（カウント）ことで、食直後の血糖上昇にいちばん影響を与える栄養素が糖質であることから「食品中に含まれる糖質の量を数えて血糖値をコントロールしよう」という食事療法です。このカーボカウントを用いた食事療法に基礎カーボカウントと応用カーボカウントがあります。

基礎カーボカウント

どんなものか

　基礎カーボカウントとは1食に食べる糖質量をコントロールすることで、血糖値の上昇幅を一定にしようという食事療法です（図1）。血糖上昇の安定化を目的としているため、2型糖尿病患者さんだけでなく、1型糖尿病患者さんを含むすべての糖尿病患者さんが対象となります。

活用方法

　たとえば1日の指示糖質量が200gの場合に、糖質を朝食20g、昼食60g、夕食120gで食べると、朝食後は血糖値が少ししか上昇せず、夕食後は高血糖になります。また糖尿病治療薬の種類によっては、朝食後に低血糖をひき起こしてしまうことがあります。基礎カーボカウントでは、この200gの糖質をできるだけ均等化（例：朝食60g、昼食70g、夕食70gという具合）することで、血糖上昇を安定化させます。

　なお、できるだけ均等化することを基本としていますが、患者さんの病態や体質によっては「午前中の血糖が下がりにくい」など血糖変化に差があるため、画一的に均等化せずに、患者さんに合わせて調整することが必要な場合もあります（例：朝食40g、昼食90g、夕食70gという具

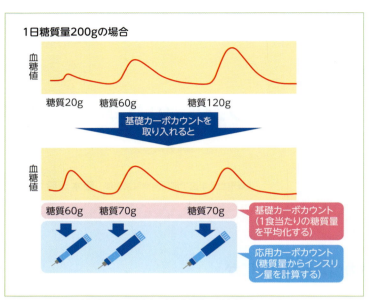

図1●基礎カーボカウントと応用カーボカウントのイメージ

合）。ただし糖尿病治療薬との関連もあるため、調整時には注意が必要です。たとえば、糖質量を減らした食事指導時に、主治医が高血糖是正のために治療薬を増量するなど治療方法を変更した場合、低血糖になる可能性があります。そのため、主治医と連携した指導が大切です。

応用カーボカウント

●どんなものか

　応用カーボカウントとは、食べた糖質量から必要なインスリン量を算出して、血糖値をコントロールする食事療法です（図1）。そのため、応用カーボカウントの対象者はインスリン頻回注射法やインスリンポンプ療法を行っている患者さんが対象となります。ただし、基礎カーボカウントでできるだけ糖質量を均等化することができれば、食事に対して必要なインスリン量が一定化するため、応用カーボカウントは必要とはならないこともあります。

　応用カーボカウントを取り入れることで、食事のバリエーションが増えて患者さんの生活の質（quality of life；QOL）が向上する場合もあれば、以下に示すような計算が必要なためにQOLが低下する場合もあります。よって一律の食事指導ではなく、患者さんに合わせた食事指導が必要となります。

●活用方法（図2、3）

　インスリン頻回注射法などの患者さんは、食事ごとに必要なインスリン量を算出して注射し

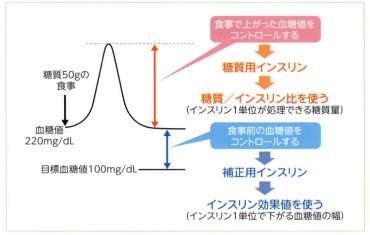

図2●糖質／インスリン比とインスリン効果値

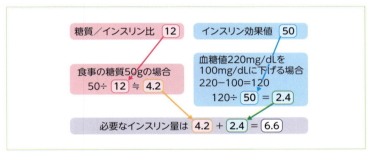

図3●応用カーボカウントの計算方法

ます。この必要インスリン量は、糖質用インスリン（糖質を処理するためのインスリン）と補正用インスリン（血糖値を補正するためのインスリン）を足して算出します。

　糖質用インスリンは、糖質／インスリン比を用いて算出します。たとえば、食事の糖質が50g、糖質／インスリン比が12の場合、50÷12≒4.2単位のインスリンが必要となります。このインスリン量は、食事で食べた糖質を処理するためだけのものなので、補正用インスリンを足さなければ食前高血糖は改善されません。

　補正用インスリンは、インスリン効果値を用いて算出します。たとえば、インスリン効果値が50、食前血糖値が220mg/dL、目標血糖値が100mg/dLの場合、（220 − 100）÷50＝2.4単位のインスリンが必要となります。食事をしない場合でも、高血糖であれば、補正用インスリンだけを注射することもあります。

> 引用・参考文献
1) 大阪市立大学大学院医学研究科発達小児医学教室. 糖尿病のあなたへ かんたんカーボカウント〜豊かな食生活のために〜：改訂版. 大阪, 医薬ジャーナル社, 2009, 88p.
2) 日本糖尿病学会編・著. カーボカウントの手びき：「糖尿病食事療法のための食品交換表」準拠. 東京, 文光堂, 2017, 56p.
3) 日本糖尿病学会編・著. 医療者のためのカーボカウント指導テキスト：「糖尿病食事療法のための食品交換表」準拠. 東京, 文光堂, 2017, 64p.

第2章

患者にぴったりの
指導ツール＆手法を公開!
合併症や併存疾患のある
患者への食事指導術

第2章 患者にぴったりの指導ツール&手法を公開!
合併症や併存疾患のある患者への食事指導術

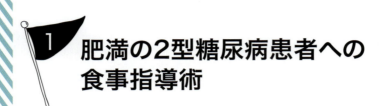

1 肥満の2型糖尿病患者への食事指導術

京都大学医学部附属病院疾患栄養治療部副部長　幣 憲一郎（しで・けんいちろう）

どのような疾患・患者さんか

　肥満は、おもに環境因子と遺伝因子の相互作用によって発症するとされています。単純性肥満の原因とされているものには、「過食と運動不足」「摂食パターン」「熱産生の低下」「遺伝」「精神的因子」などがあります。

　肥満の合併症といっても、肥満のタイプによって異なります。脂肪細胞の「量的異常」に伴う肥満の場合は、①変形性関節炎、腰痛症など整形外科的疾患、②睡眠時無呼吸症候群、③月経異常、が頻発します。一方、脂肪細胞の「質的異常」に伴う肥満の場合は、①脂質代謝異常症、②高血圧、③高尿酸血症・痛風、④肝機能障害・脂肪肝、⑤冠動脈疾患、脳梗塞などを高頻度に合併します。

　食傾向としては、過食に加えて「早食い」「夕食のボリューム過多」「就寝直前までの摂取」、さらに「体重を図ることを拒む」「空腹を感じる時間が少ない」「睡眠時間が短い」など、問題行動が影響していることを経験します。なお心理面では、本人のボディーイメージに誤認がないか確認し、空腹感や満腹感の認知ができているか、心因性摂食行動異常の有無、自己決定能力、自己効力感などの確認がきわめて重要となります。

具体的な指導内容

　まず患者さんには、肥満に伴う種々の健康障害を改善するために減量が必要となり、減量のためには摂取エネルギー量を制限（運動療法を併用）することが、もっとも有効で確立された方法[1, 2]であることを伝える必要があります。治療目標としては、個々に差はありますが、現在の体重から3〜6か月で3％以上の減量を目指すことが一般的であり、小さな目標のクリア

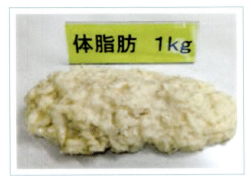
図1●体脂肪モデル

をくり返すことが有用です。

　また初回の栄養食事指導では、いきなり過食などの問題点の指摘を行うような指導ではなく、患者さんとの信頼関係の構築を担保する時間を設けることが、以後の療養指導の継続につながるためとても重要となります。そしてこのあとに示す栄養アセスメント項目によって、十分な情報共有を図る必要があります。

　とくに、肥満（体脂肪量が増加）していることのボディーイメージができない患者さんもいることから、「体脂肪モデル（1kg）」（図1）を用いて具体的な体脂肪蓄積の問題点を理解してもらうことは、とても効果的です。

　さらに、最近の話題として「腸内細菌叢が肥満に影響する」という報告[3]があります。細菌叢の構成は早期に環境曝露の影響を受け、一般的に家族のあいだでより似ていると考えられており、患者さん本人のみへの栄養食事指導だけではなく、家族を含めた体重管理（健康管理）を行うことが有用と考えられ、話題を提供しています。

栄養アセスメント項目

●体重歴
　これまでの最高体重、最低体重の確認に加えて、20歳ごろの体重を確認します。いつごろから肥満となったのか、ここ数年の体重変動（それに伴う血糖変動のイメージ）はどうか、さらにこれまでに行った減量法とその効果なども確認しておくことが重要です。

●肥満の程度
　身長、体重に加えて、体脂肪率（量）、骨格筋量、体水分量、ウエスト周囲長、基礎代謝量などの測定が有用です。必要に応じて呼気ガス分析なども実施し、おもな代謝栄養成分の分析結果から減量効果を予測、判定することも重要となります。

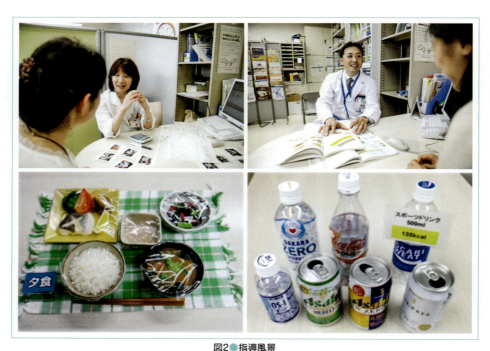

図2●指導風景
写真などを使用した食事分析を行うほか、さまざまなフードモデルや市販品飲料サンプルも用いて指導している。

● **合併症の有無**

　合併症の有無によって、画一的な栄養指導ではなく、より優先される栄養学的改善項目に適切に対応することが重要です。

● **生活歴**

　運動習慣の有無・程度、睡眠時間の確認、余暇の過ごし方などを確認します。たとえば、禁煙などを行っていることによる口寂しさから間食摂取につながってしまう事例もあることから、摂食行動の変化などについても確認が必要です。

● **食習慣**

　三食の摂取状況（欠食習慣含む）、間食・アルコール摂取の有無・量などの確認を行い、早食い、帰宅時間が遅いことによる夕食時間の遅延、夜食摂取など多くの問題行動について確認を行うことが重要となります。食事記録を記載できない場合は、（携帯）写真などを確認しながら量の把握を行うことが有用です（図2）。

● **社会関係**

　職業、家族関係、家計など食事に影響のある項目を確認します。治療上有用となる栄養補助食品などが購入できる状態にあるかなども確認し、一方的な押しつけ提案とならないように注意することが重要です。

注意すべき点

●食品選択の注意点

空腹感を訴える患者さんが多いことから、野菜類、海藻類、きのこ類、こんにゃくなどを積極的に使用します。見た感じのボリュームと低エネルギー食品としての位置づけを考慮してください。炭水化物や脂質の多い食品は、血糖値の急激な変動の原因となるため使用を控えてもらいます。超低エネルギー食などの適応となる場合は、必須アミノ酸を含むたんぱく質、ビタミン、ミネラルの十分な摂取が必要となるため、フォーミュラ食の併用が有用となることがあります。また、食塩含有量の多い食品は控えてもらいます。

●献立の注意点

献立は三食の配分（エネルギーならびに炭水化物量）を均等にすることを検討し、とくに夕食に偏らないように注意しなければなりません。調味料や各食品の使用量については、できるだけ計量を心がけ、外食時などでの目分量を養う努力は、将来的に重要なポイントとなります。

●調理の注意点

エネルギー管理を考えた場合、調理方法とエネルギー量の関係を理解することが重要なポイントとなります。そこで油を使用する献立を控え、焼きもの（焼きなす、ホイル焼きなど）、和えもの（わさび和え、梅肉和えなど）、お浸し、蒸しもの、煮物を活用して摂取エネルギーの管理を行います。汁気を多くして、満足感を出す工夫が必要です。スープ煮、雑炊、鍋物など水分の多い料理を選択するよう伝えましょう。また、生野菜の使用や切り方を大きくすることなど、量を多くみせる工夫も必要となります。味つけのポイントとしては、薄味を基本に、だしを活用して納得いく味つけにします。

●食習慣改善ポイント

高血糖、過食につながっている食事習慣を明確にして、三食を可能な範囲で均等に摂取することや、とくに夕食のボリューム管理を意識させます。早食いになっていないか食習慣を確認し、かむことの必要性を伝え、食材も大きくカットしてもらいましょう。

食事療法の効果を得るために、長期間継続して実施できる内容をともに考えていきます。リバウンドを視野に入れ、極端に厳しい制限を課すことには注意が必要であることを忘れてはいけません。

患者指導のポイント

2型糖尿病を併発する肥満患者さんの治療において、種々の知識や食行動に関する情報提供を行うことは、治療手段としてとても重要です。しかし、頭ではその必要性が理解できても実

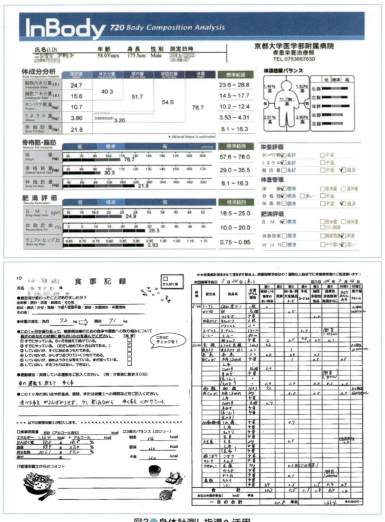

図3 ●身体計測し指導へ活用

行に移すことができなかったり、改善行動を長続きさせることができなかったりするなど、行動変容が伴わない患者さんが多いのも事実です。また、肥満症の治療成績を悪化させる最大の原因は、減量後に頻発するリバウンドです。肥満患者さんのパーソナリティを理解して行われる行動療法は、この対策として優れた効果を発揮します。

　併せて、身体計測（図3）によって体脂肪量や骨格筋量、体水分量を把握し、患者さんへ客観的データとして提示し、継時的変化を示すことは非常に有効な治療手段となり、われわれの施設では、行動療法としての「グラフ化体重日記」（図4）を活用しています[4]。画一的な方

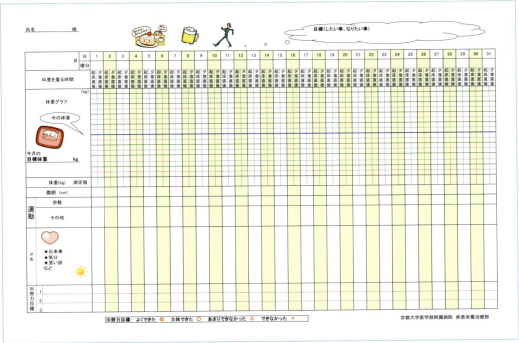

図4 ● グラフ化体重日記

法に固執することなく、患者さんの理解度や希望に合わせて柔軟な対応を行うことが求められます。

引用・参考文献

1) 日本肥満学会編. "治療と管理・指導". 肥満症診療ガイドライン2016. 東京, ライフサイエンス出版, 2016, 38-63.
2) Sacks, FM. et al. Comparison of weight-loss diets with different compositions of fat, protein, and carbohydrates. N. Engl. J. Med. 360(9), 2009, 859-73.
3) Ridaura, VK. et al. Gut microbiota from twins discordant for obesity modulate metabolism in mice. Science. 341 (6150), 2013, 1241214.
4) 吉松博信. "グラフ化体重日記". 肥満症治療マニュアル. 東京, 医歯薬出版, 1996, 55-102.

第2章 患者にぴったりの指導ツール＆手法を公開！
合併症や併存疾患のある患者への食事指導術

1型糖尿病患者への食事指導術

大阪市立大学医学部附属病院栄養部　**藤本浩毅**（ふじもと・ひろき）

どのような疾患・患者さんか

　1型糖尿病は、日常の食習慣や運動習慣などの生活習慣が要因となって発症する2型糖尿病とは異なり、おもに膵臓のβ細胞が破壊されることでインスリン分泌が低下して発症します。そのため、発症以前から規則正しい食習慣を行っている患者さんや、やせ型の患者さんも珍しくありません。

　1型糖尿病患者さんと健常人との基本的な違いは「インスリン分泌の有無」だけですので、「インスリン注射をすれば健常人と同様である」という認識をもって食事指導を行うことが重要です。また、患者さんは日々インスリン注射を行います。医療者は、注射を継続的に実践できていること自体がまずは賞賛に値する点を認識して、患者さんと接する必要があります。

具体的な指導内容

　1型糖尿病の患者さんは、食習慣に合わせてインスリン注射をすることで血糖コントロールを行っていくことになるため、食事量の指導とは別にカーボカウントの指導が必要となります。なお、カーボカウントについては47ページを参照してください。カーボカウントは、基本的に以下の順に指導していきます。

- **1 糖質と血糖値の関係を知る**

　糖質が食後の血糖値にいちばん影響を与えることを知ってもらいます。また、糖質と炭水化物の違いについても説明します。

- **2 糖質を多く含む食品を知る（図1）**

　糖質を多く含む食品と少ない食品について知ってもらいます。血糖値が上がりやすい食品か

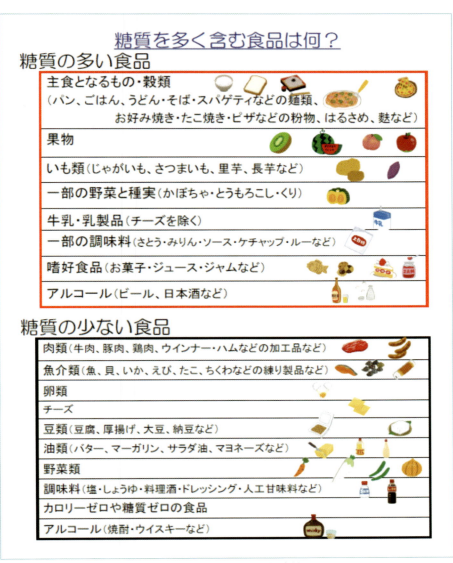

図1 ●「糖質を多く含む食品」の資料

どうかを判断できないと、食事の糖質量を計算するときに、糖質を含んでいる食品を「糖質がない」と判断して計算から除外したり、血糖が上がらないと思って食べたもので高血糖になったりしてしまいます。そのため、糖質を多く含む食品の説明はしっかりと行う必要があり、当院ではクイズなどを取り入れて理解度の確認を行っています。

● 3 カーボカウントを知る

糖質を多く食べたときには必要なインスリン量も多くなり、逆に糖質が少ないときには必要

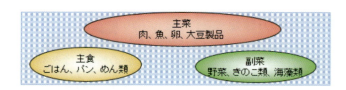

① ご飯
- ご飯27gで糖質10gを含みます。
- 家で使っている食器にご飯を入れて量ってみましょう。
- 外食の場合は、ご飯の量を店員さんに聞いてみましょう。量ったり、聞けない場合は、茶碗1杯のご飯と比較しましょう。

② パン
- 食パン6枚切1枚60gで糖質30g、ロールパン1個30gで糖質15gを含みます。
- 栄養成分表示がない場合は、重量の約50％が糖質と考えます。重量に0.5をかけると糖質量の目安になります。
  ※参考：あんパン1個100g＝糖質50g
- 総菜パンは具によって糖質量が大きく変わります。

③ 麺
- 茹でたうどん、そばは100gで糖質20gを含みます。
- 茹でた中華めんは100gで糖質30gを含みます。
- 乾燥のマカロニやスパゲティは100gで糖質70gを含みます。
- スーパーなどで売っている袋麺1玉の糖質は45gが目安量です。外食は、袋麺よりも少し多く1人前の糖質50～60gが目安量です。

図2●「主食の糖質量」の資料

　なインスリン量も少なくなることを説明します。とくに2で示した糖質を多く含む食品を食べるときにインスリン量が増えるということを、図1を再度用いて説明します。

●4 食品や料理に含まれる糖質量の計算方法を知る

　食事に含まれる糖質量を数える場合、「Ⅰ主食」「Ⅱおかずの調味料」「Ⅲいも類・かぼちゃ・くだもの」「Ⅳ飲料」の4つに分けて数え、各糖質量を合計して1食の糖質量を出します。
　Ⅰ主食（図2）：ごはん27gに糖質10gが含まれることを覚えます。主食量を一定に食べる患者

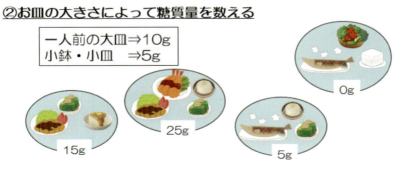

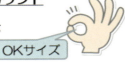

図3 ●「おかずの糖質量」の資料

さんの場合は、食べるごはんの量に合わせた糖質量を覚えます。パンは重量の約半分が糖質量になると覚えます。ロールパン1個は30gなので糖質量は15gになります。

Ⅱ **おかず**（図3）：糖質を多く含む調味料を使った料理が数える対象となり、塩やしょうゆなどの糖質を含まない調味料だけの料理は、糖質を数える対象にはなりません（＝糖質量0gと数えます）。糖質量を数える場合は、定食のメイン料理の大きさの場合は糖質10g、小鉢などの小さなお皿の料理の場合は糖質5gぐらいと読み取るように指導します。幼児の場合

は量が少ないので、メインの料理であっても5gとして数えることになります。そして、料理や献立の写真を用いて、「メインのおかず1皿と小皿2皿（すべて調味料を多く含む調味料の料理）の場合、糖質10g＋5g＋5g＝20gと計算する」など、計算の仕方を説明します。

Ⅲいも類・かぼちゃ・くだもの：簡易的な計算方法として、手の「OKサイン」の大きさを参考として数えるように説明します（OKサイズ1個分で糖質5g）。OKサイズ何個分の大きさか読み取れるように練習します。たとえば、みかんであればOKサイズ2個分の大きさとして糖質10gと数えます。

Ⅳ飲料：エネルギーがある飲み物の場合、100mL当たり糖質10gまたは5gのどちらかになることが多いです。実際に飲む飲料について患者さんに聞き取って指導します。

Ⅴ栄養成分表示：外食や中食、市販食品などを利用することがある患者さんには表示の見方を説明します。「炭水化物表記と糖質表記のどちらを見るのか」「100g当たりの炭水化物表記もあれば1袋当たりの炭水化物表記もある」「エネルギーゼロ、糖質ゼロ、糖類ゼロをどう考えるのか」など、表示の落とし穴についても指導します。

上記のⅡ、Ⅲの糖質の読み取り方法については、「『糖尿病食事療法のための食品交換表』に基づく食事1食の副菜に含まれる糖質は20g」として読み取るという方法もありますので、患者さんの理解度や食事療法の実践度に合わせて指導内容を変化させます。

● **5 ほかの栄養素の影響を知る**

食物繊維や油（脂）は、摂取量によっては糖質の消化・吸収遅延をひき起こし、血糖が遅れて上昇してくることがあります。初回からほかの栄養素の影響について説明する必要はありませんが、これらを知っておくと実際の日常のなかで「昼食前に血糖値が高い」「眠前血糖値はよいのに早朝血糖値が高い」などの日があったときに、「なぜ？」が解決されるかもしれません。

＊　　　　　＊　　　　　＊

基本的には1〜4を初回指導で説明し、2回目以降、糖質量が読み取れているかを確認し、糖質量は読み取れているが高血糖や低血糖になっている場合には、5の影響などがないかをチェックします。それでも問題がない場合には、糖質／インスリン比やインスリン効果値、基礎インスリン量の調整が必要になってきますので、主治医に確認しましょう。

注意すべき点

1型糖尿病のカーボカウントだからといって、すべての患者さんが応用カーボカウントを取り入れる必要はありません。とくに高齢者の場合にはインスリン量の自己調整が難しい場合もあり、毎朝、毎昼、毎夕の糖質量がほぼ一定になるようにするための基礎カーボカウントの指導だけを行うこともあります。1型糖尿病だからといって、一律に4の指導を行わないように

しましょう。

患者指導のポイント

　糖質量を数えるときに細かな数字を気にする患者さんもいますが、実際には食品の個体によって含まれる糖質量は異なりますし、血糖上昇には糖質以外の運動などの影響もうけます。そのため、日常的にカーボカウントを継続していくためには、糖質を数えるのは「だいたい」でよいというスタンスで指導することがポイントです。

　また、糖質のカウントができなくても、とりあえず「糖質を多く含む食品は血糖値が上がり、糖質の少ない食品は血糖値がほとんど上がらない」という経験をしてもらい、まずは「食事と血糖値の関係に興味をもってもらう」ことが初回の患者指導のポイントとなります。

引用・参考文献

1) 大阪市立大学大学院医学研究科発達小児医学教室. 糖尿病のあなたへ かんたんカーボカウント～豊かな食生活のために～：改訂版. 大阪, 医薬ジャーナル社, 2009, 88p.
2) 堂川冴子ほか. 1型糖尿病における, 手を活用したカーボカウント法の有用性. 糖尿病. 59(5), 2016, 344-52.
3) 日本糖尿病学会編・著. カーボカウントの手びき：「糖尿病食事療法のための食品交換表」準拠. 東京, 文光堂, 2017, 56p.
4) 日本糖尿病学会編・著. 医療者のためのカーボカウント指導テキスト：「糖尿病食事療法のための食品交換表」準拠. 東京, 文光堂, 2017, 64p.

第2章 患者にぴったりの指導ツール&手法を公開!
合併症や併存疾患のある患者への食事指導術

3 妊娠糖尿病患者への食事指導術

山口赤十字病院栄養課長　野﨑あけみ（のざき・あけみ）

どのような疾患・患者さんか

●妊娠糖尿病患者さんへの栄養指導件数が増加

　当院では、2010年に妊娠糖尿病（gestational diabetes mellitus；GDM）の新しい診断基準が確立したことから、妊娠初期と中期に随時血糖100mg/dL以上の妊婦に75gブドウ糖負荷試験（oral glucose tolerance test；OGTT）を実施し、妊娠糖尿病のスクリーニングを行っています。75gOGTTの結果、以下に示す①〜③のどれか1つを満たした場合、「GDM 1ポイント」とします。①空腹時血糖≧92mg/dL、②1時間値≧180mg/dL、③2時間値≧153mg/dL[1)]。GDM 1ポイントの場合は産婦人科医師によって栄養指導の指示があり、栄養指導のみで経過観察となります。一方、以下の条件に該当する場合は内科依頼となり、糖尿病チームで支援する体制をとっています。

- 75gOGTTの結果によるGDM 2ポイント以上の妊婦
- 妊娠中の明らかな糖尿病、糖尿病合併妊娠であると考えられるとき
- GDM 1ポイント＋下記のいずれかを満たす場合
  - 非妊時BMI＞25kg/m²の肥満合併妊婦
  - 75gOGTT≧200mg/dL（何時間値であっても）
  - 産婦人科医師の判断（高齢妊婦［35歳以上］、巨大児出産歴など）がある場合

　いずれにおいてもGDM 1ポイント以上の妊婦全員に対し栄養指導を実施していますので、妊娠糖尿病への栄養指導件数は年々増加しています。

●妊娠糖尿病の食事における問題点

　は妊娠糖尿病における初回栄養指導時に、問題点として指摘した内容です。甘い間食や食べやすい主食からの炭水化物過剰摂取、野菜料理不足など、80％の妊婦が血糖コントロー

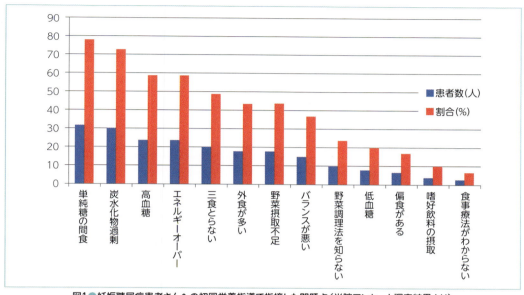

図1 ● 妊娠糖尿病患者さんへの初回栄養指導で指摘した問題点（当院アンケート調査結果より）

ル上、食事内容に問題点を抱えていました。環境面では、共働きで仕事をもちながら食事にも気を配ることが難しいという現状も浮き彫りになりました。

具体的な指導内容

　妊娠糖尿病では、食後高血糖や食前低血糖による母胎の産科的合併症予防のために、空腹時血糖70～100mg/dL、食後2時間値120mg/dL未満を保つ厳格な血糖コントロールが要求されます。

　内科経由で栄養指導に来た患者さんには、すでに血糖自己測定器による頻回血糖測定が指示されています。妊娠糖尿病の栄養指導では血糖コントロールも大切ですが、血糖コントロールを意識するあまり、妊娠中にもっとも重要な食事療法の目的である「母体の健康と胎児の健全な発育に必要なエネルギー量と栄養量を確保」を見失わない栄養指導が求められます[2]。当院では、食後高血糖や食前低血糖による血糖変動を抑えるため、食事を4～6回に分ける分割食を指導しています。

● 1 適切なエネルギー量の設定

　妊娠中のエネルギー量は『日本人の食事摂取基準（2015年版）』によって設定されます（表）。非肥満妊婦（BMI＜25kg/m²）であれば、体重増加を考慮し調整しますが、「標準体重×30kcal＋付加量（初期＋50kcal、妊娠中期＋250kcal、妊娠後期＋450kcal）」となります。肥

表●妊婦・授乳婦の食事摂取基準（文献3を参考に筆者作成）

年齢	エネルギー	たんぱく質	脂質エネルギー比	カルシウム	鉄	葉酸
	kcal	g	%	mg	mg	μg
18～29歳	1,950	50	20～30	650	6.5(10.5)	240
30～49歳	2,000	50	20～30	650	6.5(10.5)	240
妊婦初期	+50	0	20～30	0	+2.5	+240
妊婦中期	+250	+10	20～30	0	+15.0	+240
妊婦後期	+450	+25	20～30	0	+15.0	+240
授乳婦	+350	+20	20～30	0	+2.5	+100

年齢	ビタミンA	ビタミンB1	ビタミンB2	ビタミンC	ビタミンD	ビタミンK
	μgRAE	mg	mg	mg	μg	μg
18～29歳	650	1.1	1.2	100	5.5	150
30～49歳	700	1.1	1.2	100	5.5	150
妊婦初期	0	+0.2	+0.3	+10	+7.0	0
妊婦中期	0	+0.2	+0.3	+10	+7.0	0
妊婦後期	+80	+0.2	+0.3	+10	+7.0	0
授乳婦	+450	+0.2	+0.6	+45	+8.0	0

• 葉酸欠乏は妊娠性貧血、胎児の神経管閉鎖障害や無脳症の原因となる。妊娠の可能性のある女性は400μg/日の摂取が勧められる。
• ビタミンKは胎盤を通過しにくく母乳中の含有量も少ない、乳児の腸内細菌による供給量も低いことから新生児はビタミンK欠乏に陥りやすい。

満妊婦（BMI ≧ 25kg/m²）であれば、「標準体重×30kcal（付加量は加えない）」となります。なお、肥満度、運動量、体重増加の程度によって、エネルギー量は調節が必要です。

●2 妊婦・授乳婦の食事摂取基準

そのほかの栄養についても、表のように設定されています。妊娠中にとくに不足しやすい栄養素は鉄、カルシウム、葉酸、ビタミンKです。これらはこまつなやほうれんそう、納豆、えだまめ、ヨーグルト、煮干しなどの摂取にて補うことができます。大豆、ヨーグルトやいりこは間食に利用できるため、おすすめです。

●3 分割食の進め方

初回の栄養指導にて、図2を用いて食事摂取状況調査（3日分の食事記録）を行います。次に妊婦個々の栄養所要量に合わせた単位配分表（図3）を作成し、目標とする毎食の食事量と

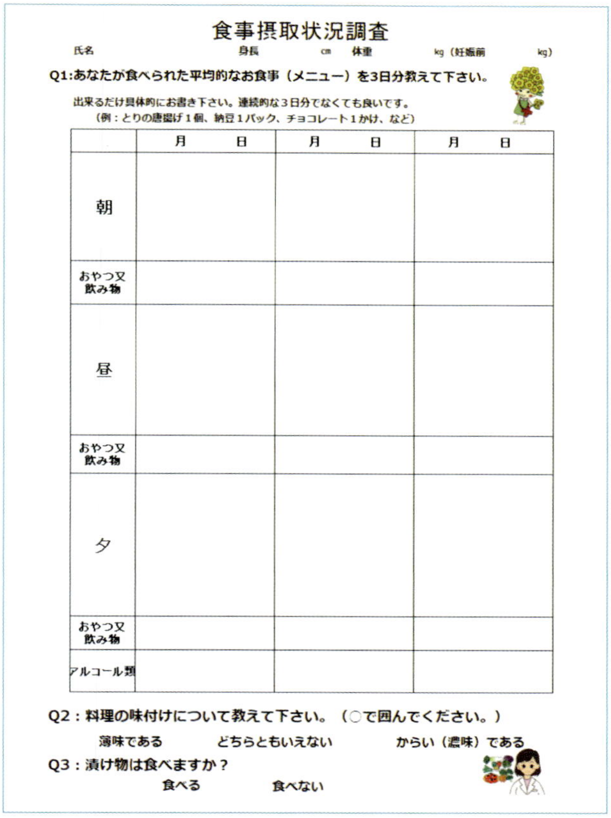

食事摂取状況調査

氏名　　身長　　cm　体重　　kg（妊娠前　　kg）

Q1:あなたが食べられた平均的なお食事（メニュー）を3日分教えて下さい。

出来るだけ具体的にお書き下さい。連続的な３日分でなくても良いです。
（例：とりの唐揚げ１個、納豆１パック、チョコレート１かけ、など）

	月　日	月　日	月　日
朝			
おやつ又飲み物			
昼			
おやつ又飲み物			
夕			
おやつ又飲み物			
アルコール類			

Q2：料理の味付けについて教えて下さい。（○で囲んでください。）

薄味である　どちらともいえない　からい（濃味）である

Q3：漬け物は食べますか？

食べる　食べない

図2●「食事摂取状況調査」の資料

間食の量を説明します。それと現在の食事内容とを突き合わせ、問題点を抽出していきます。つづいて主食を一部減らし、間食へ回します。間食でとる食品も決めます。

さらに血糖自己測定（SMBG）の結果を図4に記入して、食事内容と血糖の関連を評価します。インスリンが処方されている場合、インスリンの効果も含めて評価していきます。

● 4 食後の高血糖を抑える工夫

食後の高血糖を抑えるために、今までの主食の量を3分の2量程度に減らし、間食へ回します。野菜から先に食べ、次に主菜のたんぱく質性食品をよくかんで食べ、10分程度たってから主食を食べはじめる「野菜先食べ療法」について伝えます。

主食は食直後の血糖を上げやすい（GI値が高い）精製された白米やうどん、食パンより、食物繊維を豊富に含む雑穀米やもち麦、玄米、そば、スパゲッティ、全粒粉パン、くるみ入りライ麦パンなどを選ぶようにしてもらいます。間食時も甘いお菓子類やジュースは避け、GI値の低い炭水化物でつくったクッキーやパンを選ぶよう指導します。さらにおにぎりや食パン

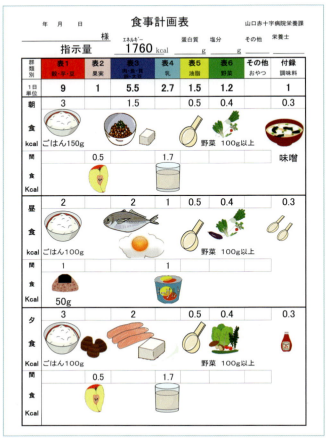

図3●「単位配分表」の資料

を間食にとる場合には、たんぱく質や脂質、食物繊維を含んだ「雑穀米のさけおにぎり」「サンドイッチ」にしてもらうとよいでしょう。忙しいときには牛乳とくだもの、全粒粉ビスケットとチーズ、ヨーグルトとナッツなどが適していることも話します。

注意すべき点

　妊娠中は精神状態が不安定になりやすいため、食生活の問題点を指摘する際の言葉かけには細心の注意が必要です。夫や両親などに気を使われたり自分を責めたりしないよう、妊娠糖尿病は妊娠中に起こりやすい症状であることを十分説明することが重要です。なかには血糖コントロールを気にするあまり、本来とるべき食事量を減らし、妊娠期に必要な栄養量が不足している場合があります。血糖が改善していても食事量はかならず確認しなければなりません。

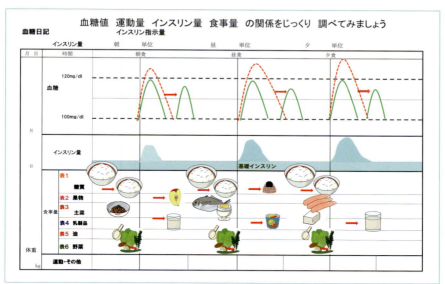

図4 ●「血糖日記」の資料

食事のバランスは、単位配分表（図3）を用いてチェックします。とくに妊娠期に必要となる鉄、カルシウム、葉酸、ビタミンKなどは表3、表4、表6の摂取量によって確保されているかどうか評価できます。

妊娠糖尿病では妊娠に伴う内分泌環境により糖代謝が変化し、妊娠後期にはインスリン抵抗性がより増すため、血糖値がコントロール目標を超えてしまうこともあります。食事内容に大きな問題がなければ、食事を減らすのではなく、インスリン治療を迷わず受けるように説明することも、妊婦の不安を解消するためには大切なことです。

患者指導のポイント

妊娠糖尿病の食事指導は、精神的に不安定な妊婦にとって負担とならない、実行しやすい食事改善の提案を心がけることが大切です。

引用・参考文献
1) 日本糖尿病学会編・著. "ライフステージごとの糖尿病：妊娠と糖尿病". 糖尿病治療ガイド2018-2019. 東京, 文光堂, 2018, 99-101.
2) 日本糖尿病学会編・著. "妊娠中の糖代謝異常はどのように治療するのか：治療の実際". 糖尿病療養指導の手びき. 改訂第5版. 東京, 南江堂, 2015, 149.
3) 菱田明ほか監修. 日本人の食事摂取基準. 2015年版. 東京, 第一出版, 2014, 495p.

第2章 患者にぴったりの指導ツール＆手法を公開！
合併症や併存疾患のある患者への食事指導術

4 高血圧を合併している患者への食事指導術

国家公務員共済組合連合会虎の門病院栄養部科長　**山本恭子**（やまもと・きょうこ）
国家公務員共済組合連合会虎の門病院栄養部部長　**土井悦子**（どい・えつこ）

どのような疾患・患者さんか

　食塩のとりすぎは高血圧の原因となることから、高血圧の予防や治療には食塩を控えることが重要とされています。日本人の食塩摂取量は、近年減少傾向にあるものの、平成28年国民健康・栄養調査[1]によると平均値は9.9g、男女別にみると男性10.8g、女性9.2gで、世界的に見るとまだまだ多いです。とくに60〜79歳男女でもっとも食塩摂取量が多い傾向にあります。
　糖尿病患者さんの40〜60％が高血圧といわれており、これは糖尿病でない人と比較して約2倍の割合です。糖尿病で血糖値が高いと、血液の浸透圧が高くなり血液循環量が増えるため、血圧が上昇します。また、肥満を伴っていると交感神経のはたらきも高まり、アドレナリン、ノルアドレナリンなどの血圧を上げるホルモンが多く分泌されるため、高血圧を招くともいわれています。そして、糖尿病の合併症である糖尿病腎症を発症していると、腎機能低下により血液循環量が増えるため、血圧が高くなります。高血圧は動脈硬化の危険因子でもあり、脳血管疾患や冠動脈疾患のリスクも高めてしまうことから、高血圧合併糖尿病の患者さんにおいては、血糖管理に加え血圧管理もしっかりと行うことが重要です。

具体的な指導内容

● **食塩摂取量を減らすために**
　高血圧合併糖尿病患者さんの食塩摂取量としては、1日6g未満が推奨されます。『高血圧治療ガイドライン2014』[2]では、生活習慣の修正（表）によって、軽度の降圧や降圧薬の減量を期待できるとされています。また海外の研究によると、食塩を1g減らすごとに収縮期血圧が1mmHg減少する[3]と報告されており、目標の食塩摂取量に届かない場合であっても減塩の程

表●高血圧治療ガイドラインが提唱する生活習慣の修正項目（文献2より引用）

1. 減塩
   6g/日未満。

2a. 野菜・くだもの
   野菜・くだものの積極的摂取*。

  b. 脂質
   コレステロールや飽和脂肪酸の摂取を控える。
   魚（魚油）の積極的摂取。

3. 減量
   BMI（体重[kg]÷身長[m]^2）が25未満。

4. 運動
   心血管病のない高血圧患者が対象で、有酸素運動を中心に定期的に（毎日30分以上を目標に）行う。

5. 節酒
   エタノールで男性20～30mL/日以下、女性10～20mL/日以下。

6. 禁煙（受動喫煙の防止も含む）

生活習慣の複合的な修正はより効果的である。

*重篤な腎障害を伴う患者では高カリウム血症をきたすリスクがあるので、野菜・くだものの積極的摂取は推奨しない。糖分の多いくだものの過剰な摂取は、肥満者や糖尿病などのエネルギー制限が必要な患者では勧められない。

度に応じた降圧が期待できます。

　当院では、漬物や汁物など食塩含有量の多い食品を一覧にし、リーフレット（図1～3）を用いながら患者さんのライフスタイルに合わせ、減塩のポイントを絞って指導しています。塩蔵品や汁物などの食塩含有量が多い食品の摂取頻度を下げるように促すだけでなく、減塩でもおいしく食べられる工夫を提案しましょう。また、高血圧には生活習慣の改善が効果を示すことから、規則正しい生活を送るよう指導するほか、運動による効果についても述べ、血糖管理と共通する目標設定をするとよいでしょう。

●血圧管理目標

　高血圧合併糖尿病の患者さんにおいては、診察室血圧130/80mmHg未満（家庭血圧では125/75mmHg未満）を降圧目標として[4]、毎日の血圧測定を実施するよう勧めます。ただし高齢者においては、前期高齢者（65歳から74歳まで）では140/90mmHg未満、後期高齢者（75歳以上）では150/90mmHg未満（忍容性があれば140/90mmHg未満）を目指します[5]。

注意すべき点

　筆者らの経験では、接待が多い中年男性においては、度重なる高エネルギー量の食事やアルコールによって、血糖や体重管理だけでなく血圧の管理が難しくなるケースが多くみられます。

食塩を制限される方へ

お食事のポイント

Ⅰ．食塩を多く含む食品の使用を控えましょう。（漬物、干物、佃煮、加工食品　等）

Ⅱ．汁物を控えましょう。
　①みそ汁、清まし汁、その他スープ類は１日１杯までにする。
　②具をたくさんにしたりお椀を小さくしたりして、汁の量を減らす。

Ⅲ．麺類を控えましょう。
　①食べる回数を減らす。
　②汁、スープは飲まない。
　③かけ麺よりつけ麺を選ぶ。（かけそば→ざるそば，ラーメン→冷やし中華）

Ⅳ．薄味でもおいしく食べられるよう工夫しましょう。
　①付け味、表面味にする。（ソース、しょうゆは料理に直接かけずに皿の隅に取る）
　②酸味を生かす。（レモン、ゆず、お酢　etc）
　③香辛料、薬味を利用する。
　　　　　（こしょう、わさび、辛子、山椒、カレー粉、みょうが、しそ、生姜、ねぎ　etc）
　④食事中の１品に塩味を利かせる。
　⑤香ばしさを加える。（焼き物、揚げ物に焦げ目をつける）
　⑥新鮮な食材を使い、持ち味を生かす。
　⑦うま味を活かす。（鰹節、昆布、椎茸などのだし汁は濃いめに取る）
　⑧だし割りしょうゆや減塩しょうゆを利用する。

ナトリウム（mg）表示は食塩相当量（g）に換算することができます。
ナトリウム Na（mg） × 2.54 ÷ 1000 ＝ 食塩相当量（g）
⇒ ナトリウム Na（mg） ÷ 400 でもおおよその食塩相当量が分かります。

図１●「減塩のための食事のポイント」の資料

　また、夕食はボリュームがあるため、朝食や昼食をコンビニのおにぎりや惣菜を利用して摂取エネルギー量を控えようとする人や、多忙で昼食を短時間ですませる人では、麺類の利用が多くなる傾向があります。コンビニ商品や麺類は食塩を多く含むため、利用頻度が高いと高血圧を悪化させるおそれがあり要注意です。このような患者さんでは、食塩摂取量は10g/日をはるかに超えており、さまざまな機会を通じて減塩の必要性が知られているにもかかわらず、

調味料中の食塩量 ※製造元により異なりますので、商品ごとの表示もご覧下さい。

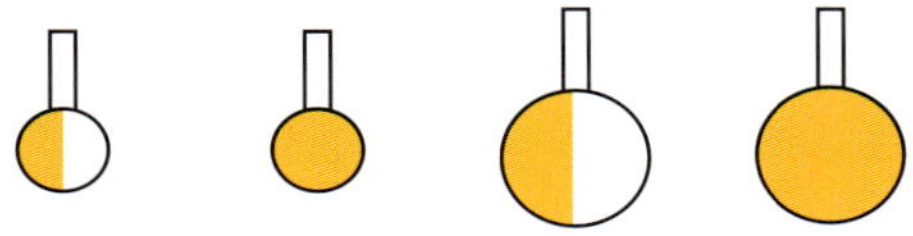

	小さじ(5cc)		大さじ(15cc)	
	1/2杯	1杯	1/2杯	1杯
	食塩量(g)		食塩量(g)	
食塩(食卓塩)	3.0	5.9	8.9	17.7
濃口しょうゆ	0.4	0.9	1.3	2.6
薄口しょうゆ	0.5	1.0	1.5	2.9
減塩しょうゆ	0.2	0.5	0.7	1.4
みそ(淡色辛味噌)	0.4	0.7	1.1	2.2
減塩みそ	0.3	0.6	0.9	1.8
ぽん酢	0.2	0.3	0.5	0.9
フレンチドレッシング	0.1	0.2	0.3	0.5
とんかつソース	0.4	0.7	1.1	2.1
中濃ソース	0.2	0.4	0.6	1.2
ウスターソース	0.3	0.5	0.8	1.5
トマトケチャップ	0.1	0.2	0.3	0.5
マヨネーズ	0.1	0.1	0.2	0.3
和風だしの素	0.6	1.2		
中華スープの素	0.6	1.2		
コンソメキューブ		2.3		

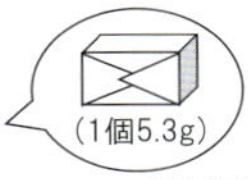

(1個5.3g)

参考：日本食品標準成分表2015年版（七訂）
2016.11改訂　虎の門病院・栄養部

図2●「調味料中の食塩量」の資料

目標値を達成できていないことが多いです。食事療法への思いや生活背景などを確認しながら、できることから少しずつ食塩摂取量を減らす意識が持てるよう指導しましょう。

　また、高齢者や腎機能が低下した患者さんにおいては、ナトリウム保持能が低下している場合や夏季など水分が失われやすい場合に、厳しい食塩制限によって脱水や低ナトリウム血症などを生じることがあるので注意が必要です。

第2章
合併症や併存疾患のある患者への食事指導術
患者にぴったりの指導ツール&手法を公開！

糖尿病ケア2018 秋季増刊

食品中の食塩量　※産地や製造元などにより異なりますので、目安としてご覧下さい。

分類	食品名	100g中の食塩(g)	常用量	常用量中の食塩(g)
穀類	食パン	1.3	6枚切り1枚(60g)	0.8
	うどん(生/干)	2.5/4.3	茹でてざる1枚(240g)	0.7/1.2
	そば(生/干)	0/2.2	茹でてざる1枚(300g)	0/0.3
	※干しめん類は茹でると塩分がいくらか抜けます。			
	スパゲティ(干)	0	茹でて1皿(240g)	1.0
	※スパゲティ(干)100gを1.5%の食塩水で茹でた場合です。			
	中華めん(蒸)	0.4	1玉(170g)	0.7
水産加工品	塩鮭	1.8	1切れ(80g)	1.4
	塩たら	2.0	1切れ(80g)	0.6
	ツナ缶・油漬け	0.9	1/2缶(40g)	0.4
	さば・味噌煮缶	1.1	1缶(200g、固形150g)	2.2
	鯵の干物	1.7	1枚(130g、正味85g)	1.4
	しらす干し	4.1	大さじ1杯(10g)	0.4
	さつま揚げ	1.9	小1枚(30g)	0.6
	焼きちくわ	2.1	中1本(30g)	0.7
	イクラ	2.3	大さじ1(25g)	0.6
	かまぼこ	2.5	2切れ(25g)	0.6
	タラコ	4.6	1腹(50g)	2.3
	明太子	5.6	1腹(60g)	3.4
肉加工品・乳製品	ロースハム	2.5	1枚(15g)	0.4
	ベーコン	2.0	1枚(15g)	0.3
	ウインナー	1.9	1本(20g)	0.4
	生ハム(プロシュート)	5.6	1枚(15g)	0.8
	プロセスチーズ	2.8	6Pチーズ1個(25g)	0.7
	カマンベールチーズ	2.0	1/4切れ(25g)	0.5

分類	食品名	100g中の食塩(g)	常用量	常用量中の食塩(g)
油脂・調味料	めんつゆ	3.3	1人前つけ汁(75ml)	2.5
	しょうゆ(濃い口)	14.5	焼き魚にひとかけ(10g)	1.5
	ウスターソース	8.4	豚カツにひとかけ(18g)	1.5
	みそ(淡色辛みそ)	12.4	味噌汁1杯分(10g)	1.2
	焼き肉のたれ	8.3	肉100g食べるときにつけて(20g)	1.7
	ドレッシング	3.0	サラダ1鉢にひとかけ(15g)	0.6
	マヨネーズ	2.3	サラダ1鉢にひとかけ(15g)	0.3
	バター	1.9	パン1枚に塗る(8g)	0.2
	マーガリン	1.2	パン1枚に塗る(8g)	0.1
漬物・佃煮・つまみ	うめぼし		1個(13g、正味10g)	2.2
	ザーサイ		小皿1杯(15g)	2.1
	奈良漬		4～5切れ(30g)	1.3
	たくあん		4～5切れ(30g)	1.3
	ぬか漬け		4～5切れ(30g)	0.5～1.3
	キムチ		小皿1杯(30g)	0.7
	塩漬け		小皿に1杯(30g)	0.5～1.1
	らっきょう		カレーに添えて(15g)	0.2
	福神漬		カレーに添えて(15g)	0.8
	紅しょうが		牛丼にのせて(20g)	1.4
	甘酢しょうが		寿司に添えて(15g)	0.5
	こんぶ佃煮		小皿に1杯(15g)	1.1
	のり佃煮		小皿1杯(15g)	0.9
	いか燻製		片手でひとつかみ(30g)	1.8
	柿の種		小1袋ピーナッツ入り(30g)	0.3
	味付きアーモンド		片手でひとつかみ(20g)	0.1

参考:日本食品標準成分表2015年版(七訂), 塩分早分かり, 調理のためのベーシックデータ(女子栄養大学出版部)

2016.11改訂
虎の門病院・栄養部

図3●「食品中の食塩量」の資料

患者指導のポイント

　栄養指導では、患者さんが栄養指導で得た知識を日常の生活で活用して、食材の選定や料理の組み合わせができるように指導します。減塩は、自主的に取り組むようになると長続きしやすいです。血糖管理のためにエネルギー制限をするだけでも食事量が減り、食塩摂取量も自然と減らすことができます。高血圧合併糖尿病の患者さんへの栄養指導では、血糖や体重管理にもつなげられるとよいでしょう。

　なお、栄養指導では以下の点に留意します。

1 患者さんの日常の食事内容を十分に把握したうえで、年齢、ライフスタイルに合わせ実践できそうな減塩ポイントを1～2つくらいに絞る。
2 目標設定は、患者さんがメモをとらずに覚えることができる程度とする。
3 血圧、体重は毎日測定するよう促し、食事内容と照らし合わせて確認する。
4 運動習慣を身につけるよう指導する。
5 禁煙・節酒を推奨する。
6 降圧薬やそのほかの薬剤について内服確認を行う。

引用・参考文献

1) 厚生労働省. "食塩摂取量の状況". 平成28年国民健康・栄養調査結果の概要. 2017, 21. (http://www.mhlw.go.jp/file/04-Houdouhappyou-10904750-Kenkoukyoku-Gantaisakukenkouzoushinka/kekkagaiyou_7.pdf)
2) 日本高血圧学会高血圧治療ガイドライン作成委員会編. "生活習慣の修正：食塩制限". 高血圧治療ガイドライン2014. 東京, ライフサイエンス出版, 2014, 39-40.
3) He, FJ. et al. Effect of modest salt reduction on blood pressure：a meta-analysis of randomized trials. Implications for public health. J. Hum. Hypertens. 16(11), 2002, 761-70.
4) 日本糖尿病学会編・著. "その他のコントロール指標：血圧". 糖尿病治療ガイド2018-2019. 東京, 文光堂, 2018, 30.
5) 日本糖尿病学会・日本老年医学会編・著. "高齢者糖尿病に合併した高血圧, 脂質異常症, メタボリックシンドロームの治療と注意点：高齢者糖尿病に合併した高血圧". 高齢者糖尿病治療ガイド2018. 東京, 文光堂, 2018, 60.

第2章
患者にぴったりの指導ツール＆手法を公開！
合併症や併存疾患のある患者への食事指導術

糖尿病ケア2018 秋季増刊　**75**

第2章 患者にぴったりの指導ツール&手法を公開!
合併症や併存疾患のある患者への食事指導術

5 脂質異常症を合併している患者への食事指導術

国家公務員共済組合連合会虎の門病院栄養部　**大道美佐子**（だいどう・みさこ）
国家公務員共済組合連合会虎の門病院栄養部部長　**土井悦子**（どい・えつこ）

どのような疾患・患者さんか

　2型糖尿病では内臓脂肪蓄積によるインスリン抵抗性を主因として、高中性脂肪（TG）血症、低HDLコレステロール（C）血症、small dense（sd）LDL増加を特徴とする脂質異常症を高頻度に合併します。糖尿病では非糖尿病に比べ、心血管疾患の発症率が2～4倍高くなることが報告されており[1]、糖尿病患者さんにおける冠動脈疾患の発症にはとくに脂質異常症の関与が大きいことから、その管理はきわめて重要となります[2]。

　一般に女性の動脈硬化リスクは男性に比べ低いですが、糖尿病では女性のリスクが男性より高くなるため[3]、男女ともに厳格な脂質管理が必要となります。糖尿病患者さんの脂質管理目標値は、『動脈硬化性疾患予防ガイドライン2017年版』『糖尿病治療ガイド2018-2019』にて示されています[4, 5]。

具体的な指導内容

　脂質異常症治療の基本は生活習慣の改善であり、食事療法、運動療法によって糖・脂質代謝の改善が期待できます。糖尿病の食事療法に加えて、動脈硬化性疾患予防のための食事指導（表1）を行います[2, 6]。当院では図1～3に示すような資料を作成していますが、患者さんの年齢や理解度によっては日本栄養士会全国病院栄養士協議会作成『脂質異常症の食事療法』資料[7]を使用する場合もあります。

●1 摂取エネルギーと栄養素エネルギー比

　標準体重維持を目標としたエネルギー量と栄養素バランスが基本です。摂取エネルギー量は「標準体重（kg、身長［m］×身長［m］×22）×身体活動量」から算出され、減量のために

表1●動脈硬化性疾患予防のための食事指導（文献4より引用）

- 総エネルギー摂取量(kcal/日)は、一般に標準体重(身長[m]×身長[m]×22)×身体活動量(軽い労作：25〜30kcal、普通の労作：30〜35kcal、重い労作：35〜kcal)とする。
- 脂質エネルギー比を20〜25％、飽和脂肪酸エネルギー比を4.5％以上7％未満、コレステロール摂取量を200mg/日未満に控える。
- n-3系多価不飽和脂肪酸の摂取を増やす。
- 工業由来のトランス脂肪酸の摂取を控える。
- 炭水化物エネルギー比を50〜60％とし、食物繊維の摂取を増やす。
- 食塩の摂取は6g/日未満を目標にする。
- アルコールの摂取を25g/日以下にする。

は身体活動量を軽度とした25〜30kcal（当院では27〜28kcalが多い）で設定します。これはあくまで目安であり、過体重の場合や普段の摂取エネルギー量がこれよりかけ離れて多い場合には、現体重の5％減少を目標体重に設定することや、1か月1kgの減量を目標とし、1日に240kcal（7,000kcal÷30日）を減らすことから始める場合もあります。

栄養素のエネルギー比は、脂質を20〜25％、炭水化物を50〜60％とした食糧構成表（図2）にて、具体的な摂取量の目安を示します。

●2 脂質

脂質量を適正量にしたうえで、動物性脂肪に多く含まれる飽和脂肪酸とコレステロールの摂取を控えます。油脂類（バター、植物油、マヨネーズ、ドレッシング）、揚げもの、脂身の多い肉、洋菓子などの摂取頻度が高い場合は、「揚げものは週1〜2回にとどめる」などの目標を設定し、その頻度を低くします。

飽和脂肪酸はLDL-C上昇とインスリン抵抗性悪化にかかわるため、含有量の多い動物性の脂（バター、ラードなど）、脂身の多い肉（バラ肉、ベーコン、鶏皮など）は控え、乳製品は適量摂取（チーズや生クリームは控える）にとどめるようにします。ただし、極端な制限は脳出血のリスクを高めるおそれがあるので、注意が必要です。

n-3系多価不飽和脂肪酸はTG低下作用と抗動脈硬化作用があるため、含有量の多い青魚の積極的な摂取をすすめます。

食事由来のコレステロール過剰摂取は、LDL-C上昇を招く可能性があります。コレステロールの吸収率は個人差が大きく、コレステロール摂取制限に対する感受性は患者さんごとに異なります。とはいうものの、脂質異常症を合併する糖尿病患者さんは心血管疾患の高リスクであるため、それらを患者さんに説明したうえで摂取制限（鶏卵、魚卵、動物性脂、内臓類、貝類、小魚など）を試みます。血清脂質の改善が見られるようであれば、制限を継続することをすすめます。

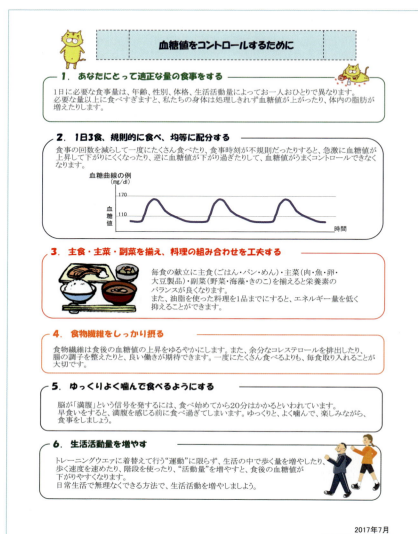

図1●「血糖値をコントロールするために」の資料

　工業由来のトランス脂肪酸はLDL-Cを増加、HDL-Cを低下させます。日本のトランス脂肪酸摂取量は世界保健機関（WHO）の目標を下回ってはいるものの、含有量の多いマーガリンやショートニング、それらを多く使用する食品の過剰摂取には注意が必要です。

●3 炭水化物

　炭水化物の過剰摂取は食後血糖上昇だけでなく、TGの上昇にもつながります。高TG血症の場合は炭水化物エネルギー比をやや低めの50％とし、くだものは1日80kcal程度までにと

糖尿病の食糧構成表

_____ 殿

あなたのエネルギー量: **1600** kcal

単位: **20.0** 単位

指示単位の振り分け（例）

主な栄養素	表	食品の種類	単位	目安重量(g)	栄養素平均含有量(g)		
					炭水化物	たんぱく質	脂質
炭水化物	1	ご飯 いも	8.5	140/食	153	17	0
	2	果物	1	150	20	0	0
たんぱく質	3	魚介類	1	80	0	9	5
		肉類	1	60	0	9	5
		卵類	1	50	0	9	5
		大豆製品（豆腐等）	1	100	0	9	5
		その他	1		0	9	5
	4	牛乳 ヨーグルト	1.5	180※	9	6	5
脂質	5	油脂類	2	20	0	0	18
ビタミン・ミネラル	6	野菜類 　緑黄色野菜 　淡色野菜	1	350〜	13	5	1
	調味料	調味料　みそ 　　　　さとう	0.5	10 5			
合計単位※※			19.5		195	73	49

※ 市販の牛乳は200ml入りが多いので1.7単位になる。

※※ 不足分の0.5単位は、その日の献立で調整する。

虎の門病院・栄養部

図2● 「糖尿病の食糧構成表」の資料

どめ、菓子類や清涼飲料は控えることが重要です。穀類は精製度の低いものをすすめます。

● 4 食物繊維や植物ステロール

　食物繊維は糖の吸収を緩慢にするほか、脂肪の吸収抑制と排泄促進に有効です。また、水溶性食物繊維にはLDL-C低下作用が示されており、総食物繊維として1日25g程度の摂取を目指します。植物ステロールはコレステロールの吸収を阻害するため、多く含まれる大豆や胚芽の摂取をすすめます。

第2章 患者にぴったりの指導ツール&手法を公開！合併症や併存疾患のある患者への食事指導術

糖尿病ケア2018 秋季増刊　**79**

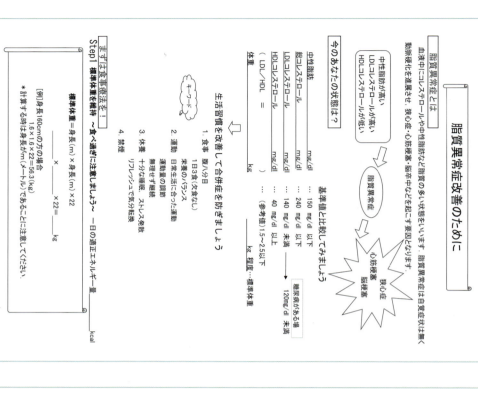
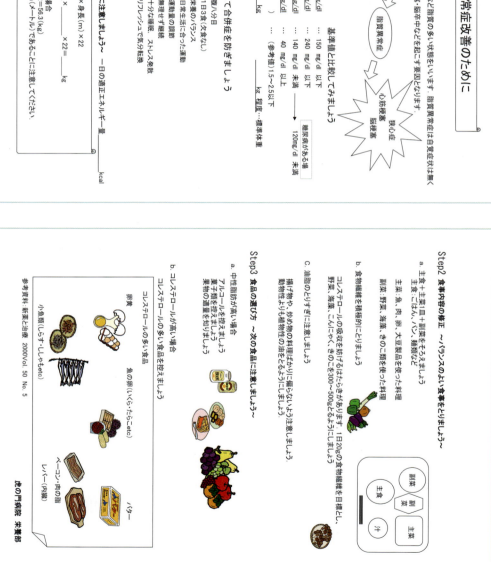

図3 「脂質異常症改善のために」の資料

●5 食塩

食塩の過剰摂取は血圧を上昇させ動脈硬化を促進するため、1日6g未満を目標とします（方法や当院資料は70ページを参照）。

●6 アルコール

アルコールの過剰摂取は血圧の上昇、TG合成の亢進をきたすため、1日25g以下としますが、血糖管理上の目標は160kcal分以下（ビール350mLやウィスキーダブル1杯など）とします。アルコールの多飲が高TG血症の原因となっている場合は、一定期間の禁酒を勧めます。

注意すべき点

高齢者においても脂質異常症の管理は重要であり、治療の基本が食事療法・運動療法であることに変わりはありません。しかし、とくに後期高齢者（75歳以上）では、厳格な食事管理は栄養状態の悪化を招くことがあるため、個々の状況に応じた対応が必要です。

患者指導のポイント

減量や適正なエネルギー量、栄養バランスの食事管理によって、血糖値とともに血清脂質の改善も多くみられます。したがって、初回から脂質管理について前述の内容を説明するのではなく、まずは基本である糖尿病の食事療法の指導に重点を置くことが重要です。

引用・参考文献

1) Oikawa, S. et al. Risk of coronary events in Japanese patients with both hypercholesterolemia and type 2 diabetes mellitus on low-dose simvastatin therapy：implication from Japan Lipid Intervention Trail（J-LIT）. Atherosclerosis. 191（2）, 2007, 440-6.
2) 羽田勝計ほか. "脂質異常症合併時". 糖尿病最新の治療2016-2018. 東京, 南江堂, 2016, 98-100.
3) Doi, Y. et al. Impact of glucose tolerance status on development of ischemic stroke and coronary heart disease in a general Japanese population：the Hisayama study. Stroke. 41（2）, 2010, 203-9.
4) 日本動脈硬化学会編. "生活習慣の改善". 動脈硬化性疾患予防ガイドライン2017版. 東京, 日本動脈硬化学会, 2017, 58, 61-71.
5) 日本糖尿病学会編. "糖尿病に合併した脂質異常症". 糖尿病治療ガイド2018-2019. 東京, 文光堂, 2018, 75-6.
6) 丸山千壽子. 栄養指導・生活習慣指導のポイント. 診断と治療. 105（9）, 2017, 1165-72.
7) 日本栄養士会全国病院栄養士協議会. 脂質異常症の食事療法.（https://www.dietitian.or.jp/data/guide/eiyo-kanri-leaflet-H23.pdf）.

第2章 患者にぴったりの指導ツール&手法を公開！
合併症や併存疾患のある患者への食事指導術

6 糖尿病腎症を合併している患者への食事指導術

松江赤十字病院栄養課課長補佐　**安原みずほ**（やすはら・みずほ）

どのような疾患・患者さんか

　糖尿病腎症は、主要な臨床徴候の有無によって第1期から第5期に病期分類されています[1]。第1〜2期では、腎症に由来する自覚症状がとくにないため、患者さんは腎症にあまり興味を示しません。第3期でも自覚症状のないことは多いのですが、進行すると浮腫、体動時の息切れや胸苦しさ、食欲不振や腹満感があり、第4期では第3期の症状が増悪します（表）[1]。倦怠感、浮腫、貧血、腎性高血圧、高カリウム血症などが進行し、腎不全末期になると肺水腫、心不全、出血傾向、手の震え、意識混濁などの尿毒症症状が出現します。

具体的な指導内容

第1期

　糖尿病食を基本とし、血糖コントロールに努めます。血糖値が良好に維持できていない場合は、食生活を振り返り、その原因になっているものを見つけて対処します。

　初回栄養指導時には、食習慣をしっかりと聞き取ります。健常人と同様の日常生活を営むのに必要な栄養素を摂取するため、食品に多く含まれているおもな栄養素を知り、献立作成ができるように指導します。『糖尿病食事療法のための食品交換表』の食品分類を一覧表にし、よく使う食品がどの分類に当てはまるのかを考えてもらいます（図1）。次に、1日に必要な分量を知ってもらい、献立作成ができるように指導を進めます。献立作成は、簡単にイメージできるようお膳を示し、「主食・主菜・副菜①・副菜②」を揃えるところから始めます（図2）。「これならできる！」と思ってもらうことが大切です。

表● 糖尿病腎症における自覚症状（文献1より改変引用）

A. 腎症に由来する自覚症状
1. 第1期〜第2期 　とくになし 2. 第3期 　浮腫（全身または下肢）：高度タンパク尿による低タンパク血症のため 　体動時の息切れや胸苦しさ：胸腔や心嚢への水分貯留のため 3. 第4期および第5期 　第3期の症状が増悪 　顔色不良と易疲労感：貧血のため 　嘔気あるいは嘔吐：消化管尿毒症のため 　筋肉の硬直や疼痛：低カルシウム血症のため 　骨の疼痛：二次性副甲状腺機能亢進症などによる腎性骨異栄養症のため 　手のしびれや痛み：手根管症候群のため 　腹痛と発熱：CAPD症例における急性腹膜炎のため
B. 糖尿病に由来する自覚症状（糖尿病腎症の各病期に共通）
1. 脱力や易疲労感：各種代謝異常のため 2. 口渇、多飲、多尿：高血糖のため 3. 四肢、とくに下肢のしびれや痛み：糖尿病末梢神経障害のため 4. 勃起障害（ED）、便秘、下痢など：糖尿病自律神経障害のため 5. 視力低下：糖尿病網膜症あるいは白内障のため 6. 胸内苦悶、めまい、間欠性跛行など：冠動脈、頸動脈そのほか動脈硬化のため 7. 各種感染症状の反復：易感染性のため

CAPD：持続的腹膜灌流

第2章　患者にぴったりの指導ツール&手法を公開！合併症や併存疾患のある患者への食事指導術

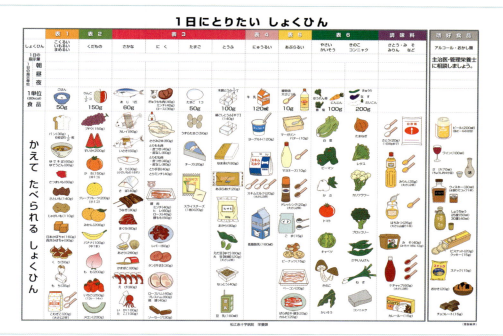

図1● 「1日にとりたい食品」の資料

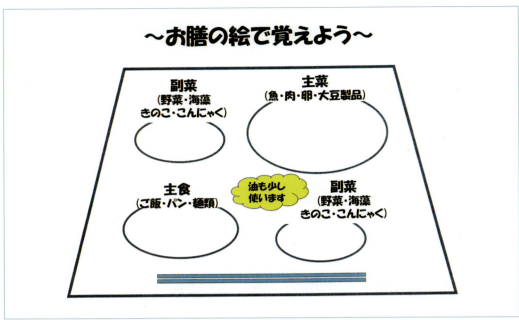

図2 ●「献立作成方法（お膳の絵）」の資料

●第2期

　基本的には第1期と同様の指導を行いますが、減塩の意識づけを強化します。お膳のなかで、どのように味付けするかを示します。主食は無塩の米飯とした場合、副食の3品について、「①しょうゆ・塩・みそのなかから一つ使用」「②油と香辛料で調味」「③酢を使用」の3つの味付けをするようにと説明しています（図3）。献立のイメージができたら、それぞれの調味料の分量を示します。

●第3〜4期

　たんぱく質制限が腎症の進展防止に重要で、第3期では0.8〜1.0g/kg/日、第4期（腎不全期）では0.6〜0.8g/kg/日とします。カリウム制限も加わり考慮するポイントが多くなるため、調理実習で確認します（図4〜6）。たんぱく質の量を示すためには、実際に食品を見てもらうとよいです。カリウム制限について意識ができるよう、トマトを丸ごとゆでるなど、印象に残りやすい実習を行います。エネルギーをとる重要性も説明し、揚げものやマヨネーズでの調味を指導します。

注意すべき点

　前述のように、第1〜2期では患者さんは腎症にあまり興味を示しませんが、自覚症状が現

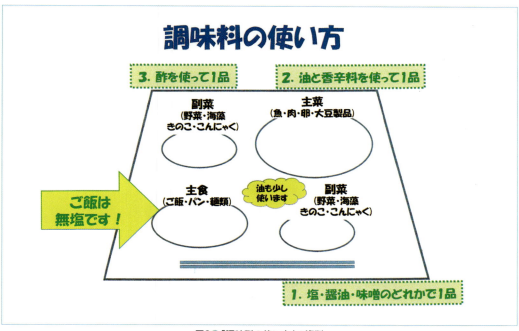

図3 ●「調味料の使い方」の資料

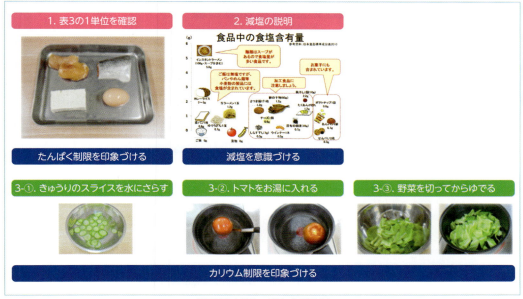

図4 ● 腎症第3～4期の調理実習

第2章 患者にぴったりの指導ツール&手法を公開！合併症や併存疾患のある患者への食事指導術

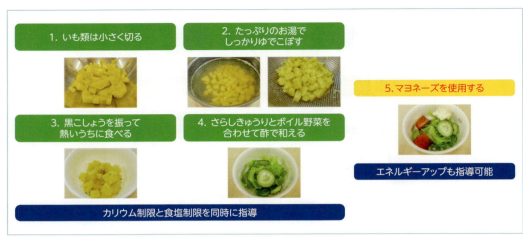

図5●カリウム制限・食塩制限の調理実習

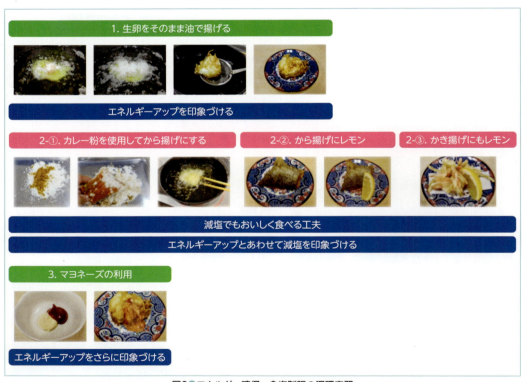

図6●エネルギー確保・食塩制限の調理実習

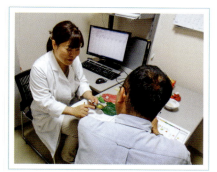

図7●指導時の座り位置

れたときには合併症が進行していることが多いのが特徴です。症状がないこの時期に、治療努力の必要性をしっかり説明しておくことが重要です。

　患者さんの行動変容を促すためには、良好なコミュニケーションで信頼関係を築く必要があります。これにはこちらから話すことよりも、聞き取ることが大切になります。第一印象を大切に、患者さんの言葉や表情、声の調子などに注意を払います。環境も整え、患者さんがリラックスできるように、指導時の管理栄養士と患者さんの位置関係は真正面ではなく横並び、または90°くらいの位置に座るよう意識します（図7）。

　第3～4期では、自覚症状の発現や、食事療法の変更、薬物療法の変更、追加などがあり、これまでの療養に失敗したという後悔や罪悪感をもつ患者さんもいますので、追い詰めないように注意します。

患者指導のポイント

　糖尿病腎症は、病期によって食事基準が異なります。各病期に適切な栄養指導を受けてもらえるようにしましょう。初回栄養指導時から、「今後長期にわたって療養が必要であること」「病期により食事療法の内容が変わること」「その都度管理栄養士が支援すること」を伝えておき、継続的なかかわりを持つことが大切です。

引用・参考文献
1) 日本糖尿病療養指導士認定機構編・著. "合併症・併存疾患の治療・療養指導：糖尿病腎症". 糖尿病療養指導ガイドブック2018. 東京, メディカルレビュー社, 2018, 178-84.
2) 日本腎臓学会監修. "対面指導を行うにあたっての心構え：行動変容を促すコミュニケーション". 慢性腎臓病生活・食事指導マニュアル：栄養指導実践編. 東京, 東京医学社, 2015, 59-60.（https://cdn.jsn.or.jp/guideline/pdf/H25_Life_Diet_guidance_manual.pdf）.

第2章 患者にぴったりの指導ツール&手法を公開!
合併症や併存疾患のある患者への食事指導術

7 高齢者糖尿病患者への食事指導術

公立学校共済組合九州中央病院医療技術部栄養管理科　渡邉啓子（わたなべ・けいこ）

どのような疾患・患者さんか

●さまざまな面で大きな個人差がある

　高齢者糖尿病では、日常生活動作（activities of daily living；ADL）の低下、認知機能低下、低栄養など、自立した生活や自己管理を困難とする生活機能障害をもつ患者さんの割合が高くなります。また、糖尿病以外のいくつもの疾患を同時にもつ割合も増加します。一方では、実年齢よりも身体年齢が若く元気な高齢者もみられ、患者さんの個人差が大きくなります。

　高齢になってまで食事制限されることが、大きなストレスになる場合や生活の質（quality of life；QOL）の低下の要因となる場合もあり、食事指導を進めていくうえで細心の注意が必要です。一人ひとりの活動レベルや生活状況などに合わせた食事指導が求められます（図1）。

●ADLに関する特徴

　食事の準備は他者が行うことが多く、調理担当者が糖尿病の食事療法の必要性について理解していない場合が多いです。さらに、高齢者自身が病院で指導された内容を理解できない、または忘れてしまうことがあります。

　身体機能の変化も大きく、欠歯が多い、義歯が合わないなどによって十分な咀嚼力がないため、食べられる食品が限定される人もいます。また、むせるなどのために少量ずつしか食べられず、エネルギー不足から低栄養に陥りやすいです。視覚、聴覚が低下するためコミュニケーションがとりにくいのも特徴の一つです。うつ状態、認知機能低下による身体活動の不活発が起こりやすい点も、指導を難しくさせます。

●QOLに関する特徴

　長年の食習慣（嗜好や食事時間、生活スタイルなど）は変えにくいものです。また、「高齢なので食事療法の必要性はない」と周囲が判断し、甘いものなど好みの食品を何でも食べさせ

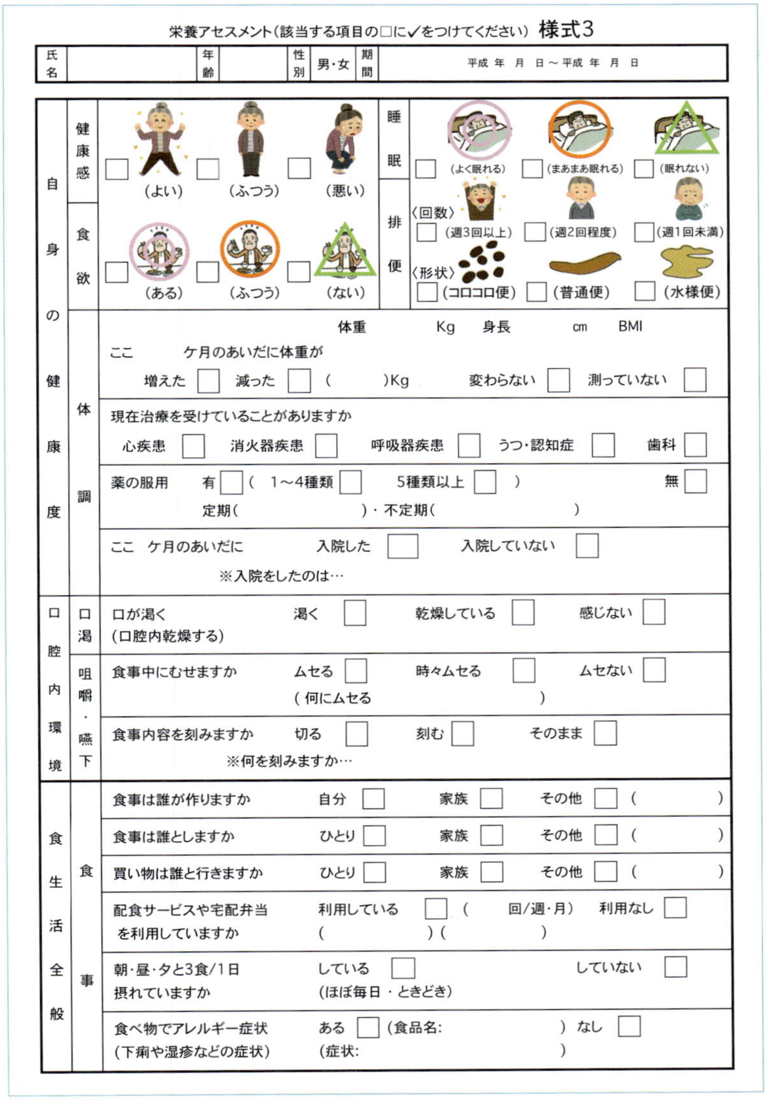

第2章
患者にぴったりの指導ツール＆手法を公開！
合併症や併存疾患のある患者への食事指導術

栄養アセスメント（該当する項目の□に✓をつけてください）**様式3**

| 氏名 | | 年齢 | | 性別 | 男・女 | 期間 | 平成　年　月　日～平成　年　月　日 |

| | 健康感 | （よい）□ （ふつう）□ （悪い）□ | 睡眠 | （よく眠れる）□ （まあまあ眠れる）□ （眠れない）□ |
| 自身の健康度 | 食欲 | （ある）□ （ふつう）□ （ない）□ | 排便 | 〈回数〉 □週3回以上 □週2回程度 □週1回未満　〈形状〉 □コロコロ便 □普通便 □水様便 |

自身の健康度

体調
- 体重　　Kg　身長　　cm　BMI
- ここ　ケ月のあいだに体重が
  - 増えた□　減った□　（　　）Kg　変わらない□　測っていない□
- 現在治療を受けていることがありますか
  - 心疾患□　消火器疾患□　呼吸器疾患□　うつ・認知症□　歯科□
- 薬の服用　有□（　1～4種類□　5種類以上□　）　無□
  - 定期（　　　）・不定期（　　　　）
- ここ　ケ月のあいだに　入院した□　入院していない□
  - ※入院をしたのは…

口腔内環境

口渇
- 口が渇く（口腔内乾燥する）　渇く□　乾燥している□　感じない□

咀嚼・嚥下
- 食事中にむせますか　ムセる□　時々ムセる□　ムセない□
  - （何にムセる　　　　）
- 食事内容を刻みますか　切る□　刻む□　そのまま□
  - ※何を刻みますか…

食生活全般

食事
- 食事は誰が作りますか　自分□　家族□　その他（　　）
- 食事は誰としますか　ひとり□　家族□　その他（　　）
- 買い物は誰と行きますか　ひとり□　家族□　その他（　　）
- 配食サービスや宅配弁当を利用していますか　利用している□（　　回/週・月）　利用なし□　（　　　）（　　　）
- 朝・昼・夕と3食/1日摂れていますか　している□（ほぼ毎日・ときどき）　していない□
- 食べ物でアレルギー症状（下痢や湿疹などの症状）　ある□（食品名：　　　）なし□　（症状：　　　）

図1●栄養アセスメント

るケースもみられます。患者さん自身の家族への遠慮（嫁や家族にお世話になっているという遠慮）があるため、食事療法への意欲が低いうえ、「残すのがもったいない」とつい食べすぎてしまう傾向があります。

　　　＊　　　＊　　　＊

　このように、高齢者糖尿病の場合、患者さん個々の身体的、精神・心理的、社会的背景によ

糖尿病ケア2018 秋季増刊　**89**

表●高齢者糖尿病の食事指導時に考慮すべきこと（文献1を参考に筆者作成）

糖尿病の状態	病型・病態・合併症
他疾患の状態	他疾患の有無、重症度、予後
日常生活機能	ADL：食事、排泄、移動、整容、入浴
	IADL：買い物、調理、家事、金銭管理、電話、内服管理、交通手段、社会活動、友人関係
精神・心理面の機能と状態	認知機能、抑うつ状態、意欲、QOL
社会的経済的状況	キーパーソン、家族構成、身体機能、家庭・社会での役割、経済状況、住居状況、行政サービス利用状況、介護保険利用状況、要介護度、利用サービス、利用施設、ケアマネジャー

っては、食事療養が困難となる場合が多いです。よって表に示す事項の確認が必要となります。状況に応じてきめ細かく対応することが求められます。

具体的な指導内容

●高齢者糖尿病の血糖コントロール目標

　高齢者における糖尿病の治療については、2016年5月に「高齢者糖尿病の治療向上のための日本糖尿病学会と日本老年医学会の合同委員会」によって決められた血糖コントロール目標があります。高齢者糖尿病では、患者さんをその特徴や健康状態によって3つのカテゴリーに分類し、さらに重症低血糖が危惧される薬剤の使用の有無や年齢によって分け、それぞれに血糖コントロール目標が設定されています[2]。

　しかし、前述のように高齢者糖尿病においては食事療養が困難になるケースも多く、食事指導時にはさまざまな問題点が出てくることでしょう。それらの問題点について以下に具体的な例をあげ、対応を示します。

●身体機能が低下して買い物に行けない場合

　支援してくれる家族がいる場合は、家族に買い物支援を依頼します。家族の協力が得られない場合はホームヘルパーに買い物を依頼したり、食材の宅配サービスの利用をすすめたりします。購入食品については保存が可能な缶詰類、レトルト食品などの消費期限が長いものを紹介し、購入した食品を活用できる献立を提案します。

●調理能力がない場合

　手の込んだ調理ができない場合には、惣菜やそのまま食べられる食品（卵豆腐、豆腐、納豆、調理済真空食品など）を活用して、簡単に栄養バランスがとれる方法を伝えます（図2、3）。

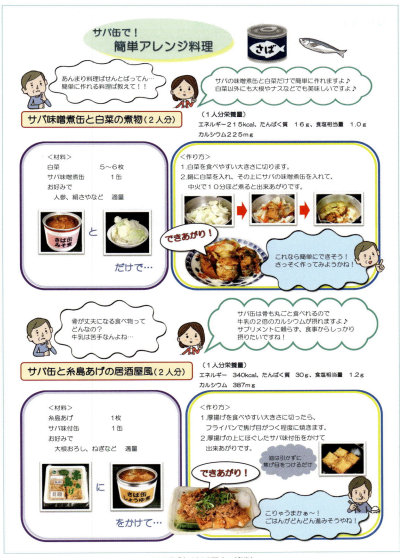

図2● 「缶詰活用」の資料

第2章 患者にぴったりの指導ツール&手法を公開！合併症や併存疾患のある患者への食事指導術

宅配食を利用する場合は、糖尿病の食事内容として適切か、経済状況に合った価格であるかを患者さんとともに検討します。

● 食事の用意を患者さん以外が行っている場合

可能なかぎり調理担当者に直接食事療法について必要性を説明し、協力を依頼します。ホームヘルパーが日替わりで入れ替わる場合は、ケアマネジャーと連絡をとり、ホームヘルパー全

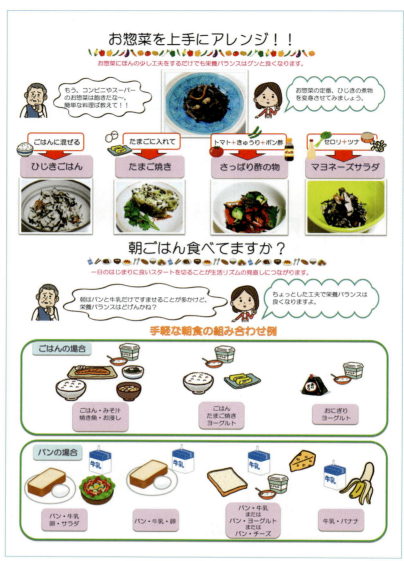

図3● 「惣菜を利用したおかず」の資料

員に食事療法の必要性と調理内容について伝えてもらいます。家族間でも、調理にかかわる人全員に食事療法の必要性が伝わるようにキーパーソンに伝え、伝達を依頼します。

●咀嚼・嚥下能力の低下がある場合

義歯や口腔内に問題がある場合は、「食べられる口」を維持するために歯科受診をすすめます。これについて患者さん本人と支援する家族にも理解してもらう必要があります。咀嚼・嚥下能力の低下があると、食べやすい同じ食品に偏りがちになり、比較的咀嚼力が必要となる野菜類

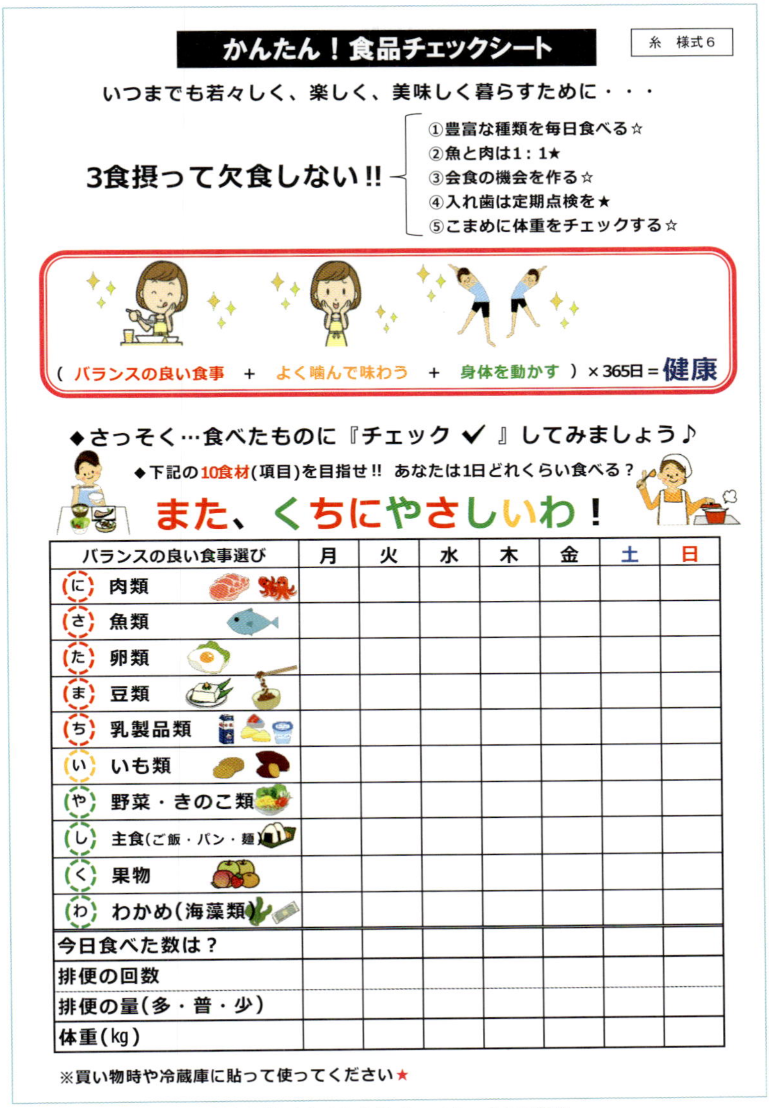

かんたん！食品チェックシート

糸 様式6

いつまでも若々しく、楽しく、美味しく暮らすために・・・

3食摂って欠食しない!!
- ①豊富な種類を毎日食べる☆
- ②魚と肉は1：1★
- ③会食の機会を作る☆
- ④入れ歯は定期点検を★
- ⑤こまめに体重をチェックする☆

（ バランスの良い食事 ＋ よく噛んで味わう ＋ 身体を動かす ）×365日＝健康

◆さっそく…食べたものに『チェック ✔ 』してみましょう♪

◆下記の**10食材**(項目)を目指せ!! あなたは1日どれくらい食べる？

また、くちにやさしいわ！

バランスの良い食事選び	月	火	水	木	金	土	日
(に) 肉類							
(さ) 魚類							
(た) 卵類							
(ま) 豆類							
(ち) 乳製品類							
(い) いも類							
(や) 野菜・きのこ類							
(し) 主食(ご飯・パン・麺)							
(く) 果物							
(わ) わかめ(海藻類)							
今日食べた数は？							
排便の回数							
排便の量(多・普・少)							
体重(kg)							

※買い物時や冷蔵庫に貼って使ってください★

図4●「かんたん！食品チェックシート」の資料

の摂取が低下することがあります。調理の工夫や食品選びなどで解決できるよう指導を行います。

●認知機能の低下や抑うつ症状がある場合

異食、拒食や、食べたことを忘れて何回も食べてしまうなどの認知機能低下とみられる行動がある場合は、専門医の受診をすすめ早目の対応を促します。このような状況では食事療養の継続は困難であり、食事指導では解決できません。

第2章
患者にぴったりの指導ツール＆手法を公開！
合併症や併存疾患のある患者への食事指導術

注意すべき点

食事療法は目標値をもとに行われることが理想ですが、糖尿病のみならず、高齢者医療においては表に示した個々の生活背景を十分に考慮したうえで進めていかなければ、十分な効果は得られません。また、厳格な血糖コントロールをするほど低血糖のリスクは高くなります。高齢者においては低血糖症状が出にくいため、発見が遅れると命に危険が及ぶため、低血糖は極力避けなければなりません。また、低血糖はうつ状態や認知症の原因にもなるといわれています[3]。

患者指導のポイント

高齢者であっても食事療法の基本は同じです。体重1kg当たりに25〜30kcalを掛けて指示エネルギー量を設定します。高齢者は代謝・吸収能が低下しているため、体重の変化をみながら栄養量を調整していきます。嗜好が偏ったり、義歯の問題から食べられない食品があったりする場合は代替食品を提案し、栄養がまんべんなくとれるよう食品の組み合わせを示します。

指導では、基本的には『糖尿病食事療法のための食品交換表』を用いるのが一般的です。患者さんの理解度に合わせて、より簡単に指示量が取れることを確認できる資料（図4）なども活用すると、家族や介護職員にも簡単に記入してもらえます。

引用・参考文献
1) 日本糖尿病学会編・著. "高齢者の糖尿病（認知症を含む）：高齢者糖尿病はどのような特徴があるか?". 糖尿病診療ガイドライン2016. 東京, 南江堂, 2016, 411-22.
2) 日本糖尿病学会編・著. "高齢者の糖尿病". 糖尿病治療ガイド2018-2019. 東京, 文光堂, 2018, 101-3.
3) 井藤英喜. "ライフステージ別の糖尿病の診断：高齢者糖尿病の特徴と診断". 糖尿病診療2010. 日本医師会雑誌. 139（特別号2）, 2010, 78-81.

第2章 患者にぴったりの指導ツール&手法を公開!
合併症や併存疾患のある患者への食事指導術

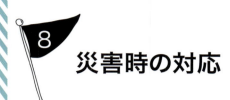

8 災害時の対応

静岡赤十字病院栄養課栄養係長 菊地しおり（きくち・しおり）
静岡赤十字病院栄養課栄養課長 梅木幹子（うめき・みきこ）

どのような状態か

　災害時には不眠やストレス、食事の影響で血糖や血圧が上昇し、体調管理が困難になります。災害時の食事療法の問題点として、以下が予想されます。
- 毎食の食事の確保が困難（支給されない場合もあり）。
- 支給される食事はおにぎり、パン、カップめん、乾パンなどで糖質や食塩が多い。
- 野菜不足でビタミン、ミネラル、食物繊維がとれない。そのため口内炎、皮膚炎、便通不良など体の調子が悪くなりやすい。
- 血糖降下薬が手に入らなくなる。
- ストレスで血糖、血圧が上昇しやすい。
- 長期間の避難所生活では運動不足で肥満になってしまう。
- 感染症にかかりやすくなる。

　普段から有事に備え、病状に合った非常食の準備や避難所での対応を考えておくことが大切です。

具体的な指導内容

血糖値を上げないために

　被災後すぐは、手に入る食事で生きるためのエネルギーを確保してもらいます。ただし、できるなら糖質、食塩の少ない食事を選びましょう。食事（とくに糖質が多く含まれている食品）は一度にたくさん食べずにすこしずつ回数を分けて食べます。日頃から食品の目安を覚えて、いざというときに自分に合った食事を調整できるように指導しておきたいものです。さらに血

災害時食事セットの例
1600kcal

1400kcalの方→パン缶を1/2缶に調整
1200kcalの方→パン缶とアルファ米を1/2に調整

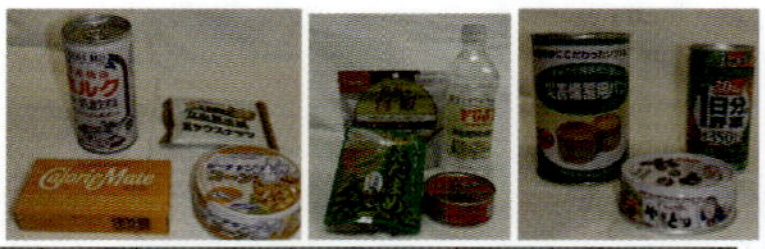

	食品名	数量(g)	エネルギー(kcal)	糖質(g)	食物繊維(g)	たんぱく質(g)	脂質(g)	食塩相当量(g)
朝	カロリーメイト(2本)プレーン	40	200	20	1.0	4.0	10.9	0.4
	ツナコーン缶	80	98	※2		8.7	5.4	0.7
	ナッツ	13	79	1.7	1.2	2.8	6.6	0
	草原物語ミルク(保存期間1年)	190	131	9.3	0	6.5	7.6	
計			508	33	2.2	22	30.5	1.1
昼	アルファ米(＋水160ml)	100	366	79.7	3.0	6.3	1.1	0
	鮪味付けフレーク缶	70	92	7.8	0	12.6	1.2	1.3
	レトルト枝豆	40	91	6.2	0	8	3.8	0.6
計			549	93.7	3.0	26.9	6.1	1.9
夕	パン缶	100	349	45		9.6	14.6	0.7
	野菜ジュース缶	190	78	15.4	3.1	1.7	0	0.6
	焼き鳥缶	80	150	10.8	0	11.5	6.8	1.2
計			577	71.2	3.1	22.8	21.4	2.5
合計	3食分の合計		1634	197.9	8.3	71.7	58.5	5.5
	エネルギー比率　％			50%		18%	32%	

※食物繊維の記載がない場合、糖質量は炭水化物量として計算

図1●非常食用マニュアル

糖を上げにくい食品から、つまり「野菜→魚→肉→主食」の順に食べ、食べるときはよくかんで、時間をかけて食べてもらいます。

　また、水分不足で脱水になると、血糖コントロールが悪化したり、血栓ができて血管が詰まりやすくなったりするので、水分をこまめにとらなければなりません。口腔の衛生状態も糖尿病の悪化、感染症の発症に影響します。食前、食後にはうがい、できれば歯磨きをしてもらいます。

●血圧を上げないために

　震災後2～4週間は最大血圧（収縮期血圧）が平均3～25mmHg程度上昇するという報告があります。不眠とストレスによって食塩感受性が亢進し、平時と同じ量の食塩を摂取しても体内に食塩が蓄積しやすくなるので、災害時こそ食塩に注意が必要であることを伝えます。

●非常食の準備

　指示エネルギー量1,600kcalの場合の、災害時における食事セットの例を図1に示します。東日本大震災の際、炭水化物や食塩の多い食事が目立ち、糖尿病患者さんや透析患者さんの食事の管理が難しかったとの報告がありました。そのため、それぞれの病状に応じた非常食の準備をすることが大切ではないかと考え、糖尿病患者さんや透析患者さん、高齢者などのための非常食用マニュアル（図1）を作成しました。当院ホームページにも掲載し、当院の祭りや防災イベント、糖尿病教室などでも配布しています。平時からの備蓄についても、ポイントをま

> **備蓄のポイント**
> 大規模災害時、行政の救助活動は遅れることが予想されるので7日分備蓄しておきましょう。（うち調理不要な非常食を3日分）
>
> - 飲料水は3日分（1人1日3リットル）を備蓄しましょう。
> - おかず缶詰はできるだけ、魚や肉に加え、野菜入りのものを選ぶと食物繊維が摂れます。
>   （食物繊維は血糖値の上昇、コレステロールの吸収を抑え、便通改善にも有効です）
> - 栄養成分表示のナトリウム・食塩相当量を見て塩分の少ないものを選ぶと良いでしょう。

> ナトリウムの換算式
> ナトリウムmg÷400＝食塩相当量g
> 日本人の食事摂取基準より1日の塩分量　男性8g　女性7g

図2●「備蓄のポイント」の資料

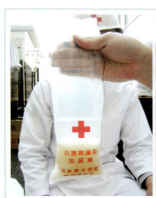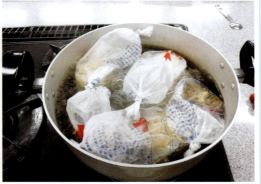

図3●ポリ袋調理の様子
ごはんを炊くには、耐熱のポリ袋に米100gと水100mLを入れ、空気を抜いて口を縛り、沸騰させた湯のなかに30分間入れる。炊飯と同時に副菜の煮ものの調理も可能である。

とめた資料（図2）をもとに啓発に努めています。

● 知っておきたいポリ袋調理

　災害時の問題点を踏まえ食事の工夫をしても、解決できない場合がありますが、やはり一人ひとりに合った形態、量など多面的な食事の対応が必要となります。そのようなときに有効なのがポリ袋調理です。少量の水で調理ができ、鍋が汚れないので鍋を洗う必要がなく、短時間に連続して調理が可能です。個別包装なので衛生的に配給しやすく、食器は不要です。図3の

	献立	エネルギー (kcal)	たんぱく質 (g)	脂質 (g)	糖質 (g)	食塩 (g)
朝食	ご飯	268	4.5	0.6	57.9	0
	さば缶と野菜の味噌煮	191	13.8	10.8	8.6	1.3
	計	459	18.3	11.4	66.5	1.3
昼食	チキンパスタ	545	28.5	8.8	79.9	2.2
	低糖質コーヒーゼリー	7	0.2	0	1.7	0
	計	552	28.7	8.8	81.6	2.2
夕食	ご飯	268	4.5	0.6	57.9	0
	卵焼き風	138	9.2	7.7	6.7	0.4
	大豆缶と野菜のソテー風	64	3.5	3.9	3.0	0.7
	計	470	17.2	12.2	67.6	1.1
合計		1,481	64.2	32.4	215.7	4.6

朝：ご飯・さば缶と野菜の味噌煮

いざという時直ぐに役立ち、覚えておくと便利です。

災害時のポリ袋調理　ご飯

材料(1人前)　米：1/2カップ　水：1/2カップ)

他用意するもの　カセットコンロまたは、まき用釜・大き目な鍋
料理用ポリ袋（1枚）・茹でるための水

作り方　①料理用ポリ袋に米と水を入れ、できるだけ空気を抜き、袋の上の方を縛る
②カセットコンロまたは、まき用釜で鍋にお湯を沸かし、①を沸騰したお湯に入れ、落しふたをしてお湯の中に沈め25分〜30分茹でる

一人分　268kcal　たんぱく質4.5g　脂質0.6g　糖質57.9g

メリット・・袋を開けて食器代わりにしながら、出来上がったご飯を食べることが出来るので衛生的で、食器がいりません。

※おかゆにする場合は、水を1カップ半こ増やせば出来ます

※使用する調理用ポリ袋は、調理用で厚手、半透明、日本製のものを選びましょう。
ラップや、料理用ポリ袋は備蓄食品と一緒に用意しておくと、災害時の調理に役立ちます。

災害時のポリ袋調理　さばと野菜の味噌煮

材料(1人前)　さば味噌煮缶：1缶　キャベツ：2枚（2cm位の角切り）
しいたけ：1個（いちょう切り）　人参：1/8（繊切り）
いんげん：2本（2cm位に切る）味噌：小さじ1　すりおろし生姜：1cm

他用意するもの　カセットコンロまたは、まき用釜・大き目な鍋・
料理用ポリ袋（1枚）・茹でるための水

作り方　①ポリ袋に材料をすべて入れ、袋の上から手でかるくもみ、できるだけ空気を抜きながら袋の口を縛る
②カセットコンロまたは、まき用釜で鍋にお湯を沸かし、①を入れ、20分茹でる
③鍋から取り出し、もりつける

キャベツは白菜に変更しても美味しくできます

一人分　191kcal　たんぱく質13.8g　脂質10.8g　糖質8.6g　塩分1.3g

静岡赤十字病院 栄養課

昼：チキンパスタ・低糖質コーヒーゼリー

いざという時直ぐに役立ち、覚えておくと便利です　静岡赤十字病院 栄養課

災害時のポリ袋調理　チキンパスタ

非常食の定番の焼き鳥缶でパスタ料理

材料(1人前)　パスタ：1束（100g）　水：2カップ　塩：小さじ1/2、油：大さじ1
焼き鳥缶：1缶　しめじ：1/3房（房をほぐす）ピーマン：1/2個（細切り）
玉ねぎ：1/4個（半月にスライス）　しょうゆ：小さじ1　コショウ少々

他用意するもの　カセットコンロまたは、まき用釜・大き目な鍋・
料理用ポリ袋（麺をゆでる用と、ソース用で2枚）・茹でるための水

※使用する調理用ポリ袋は、調理用で厚手、半透明、日本製のものを選びましょう。

作り方　①ポリ袋に水、塩、油、半分に折ったスパゲティーを入れ、できるだけ空気を抜きながら袋の口を縛る
②もう一枚のポリ袋に焼き鳥缶、しめじ、玉ねぎ、ピーマン、しょうゆを入れ同様に縛る
③カセットコンロまたは、まき用釜で鍋にお湯を沸かし、②と③を入れ、パスタは規定のゆで時間＋2分、ソースは9分茹でる
④鍋から取り出し、①の麺のお湯をきり、②のソースと和え、好みでコショウをふる

一人分　545kcal　たんぱく質28.5g　脂質8.8g　糖質79.9g　塩分2.2g

常温で固まる寒天を使用してデザートを作ります

災害時のポリ袋調理　低糖質コーヒーゼリー

材料(4人前)　無糖缶コーヒー（350〜400ml入りの蓋がしまるもの）：1本
寒天クック：1本　（パルスウィート：8g　水：100ml）

他用意するもの　カセットコンロまたは、まき用釜・大き目な鍋・料理用ポリ袋（1枚）
・茹でるための水

作り方　①缶コーヒーに寒天クックを1本加え、しっかり蓋をして50回程度よく振り寒天クックを溶かす
②料理用ポリ袋に①入れ、できるだけ空気を抜きながら袋の口の上の方を縛る
カセットコンロまたは、まき用釜で鍋にお湯を沸かし、①を入れ約20分中火で茹でる
③鍋から取り出し、袋はあけず、できるだけ触らずに完全に固まるまで常温に置いておく。しっかり固まったら、袋を開けて、スプーンで一口大にしながら器に盛り付け、パルスウィートを水で溶いたものを④にかける（水を牛乳に変えてもOKです）

寒天が固まり始めた時に触ってしまうとうまく固まりません！
できるだけさわらない事がポイント

一人分　7kcal　たんぱく質0.2g　脂質0g　糖質1.7g　塩分0g

夕：ご飯・卵焼き風・大豆缶と野菜のソテー風

いざという時直ぐに役立ち、覚えておくと便利です

災害時のポリ袋調理　卵焼き風

材料(2人前)　卵：3個　水：大さじ1　みりん：小さじ1
砂糖：大さじ1　塩：ひとつまみ

※使用する調理用ポリ袋は、調理用で厚手、半透明、日本製のものを選びましょう

他用意するもの　カセットコンロまたは、まき用釜・大き目な鍋・料理用ポリ袋（1枚）
・茹でるための水

作り方　①ボールに卵を割り入れよく溶き、調味料を加え混ぜる
②料理用ポリ袋に①を入れ、できるだけ空気を抜きながら袋の口を縛る
③カセットコンロまたは、まき用釜で鍋にお湯を沸かし、②を入れ約15分中火で茹でる
④鍋から取り出し、卵に袋を巻いて形づけ、荒熱をとったら切り分ける。

一人分　138kcal　たんぱく質9.2g　脂質7.7g　糖質6.7g　塩分0.4g

災害時のポリ袋調理　野菜と大豆のソテー風

材料(1人前)　小松菜：2束（2cm位に切る）人参：1/8本（細切り）
舞茸：1/4房（房をほぐす）　大豆水煮缶：大さじ1
中華ペースト：3cm　ごま油：小さじ1/2　コショウ少々

他用意するもの　カセットコンロまたは、まき用釜・大き目な鍋・
料理用ポリ袋・茹でるための水

※使用する調理用ポリ袋は、調理用で厚手、半透明、日本製のものを選びましょう

作り方　①ポリ袋に小松菜、人参、舞茸、大豆水煮缶、中華ペーストを入れ、軽く全体を揉み、できるだけ空気を抜きながら袋の口を縛る
②カセットコンロまたは、まき用釜で鍋にお湯を沸かし、①を入れ約8分茹でる
③鍋から取り出し、ごま油、コショウを加える

一人分　64kcal　たんぱく質3.5g　脂質3.9g　糖質3.0g　塩分0.7

静岡赤十字病院 栄養課

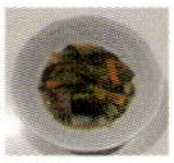

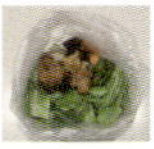

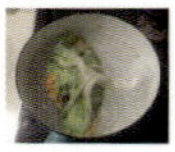

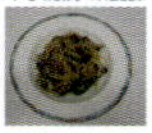

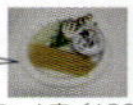

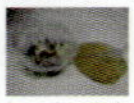

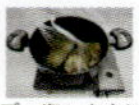

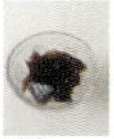

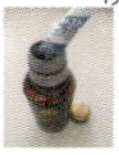

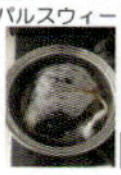

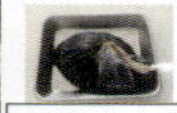

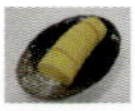

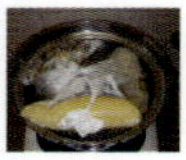

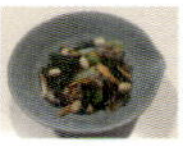

図4●ポリ袋調理による1,500kcalの献立例

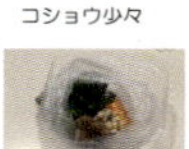

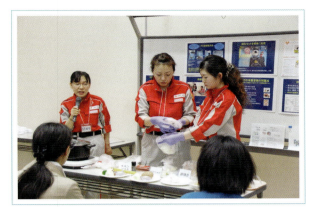

図5●ポリ袋調理の実演指導

ように鍋一つでごはん、煮ものと複数の調理が同時にできます。

　最大の特徴は、個別対応ができることです。大量調理では、一人ひとりに合わせた調理ができませんが、ポリ袋調理では量ややわらかさ、味付けが調整できます。高齢者、乳幼児には、袋詰めの際に水を多めにして、長く加熱すればやわらかな料理がつくれます。調理後、袋ごと押しつぶしてさらに滑らかにすることもできます。糖尿病、腎臓病など食事制限のある人にも個人に合わせて量や食塩を調整することができ、食物アレルギーのある人でも事前に食材を除去して調理できます（図4）。

　筆者らは防災イベントにて、ポリ袋調理の実演指導を行っています（図5）。このときには、熱が通りやすいような具材の切り方や、失敗しない調理のコツを紹介しています。

患者指導のポイント

　過去の震災では、自炊が早くできた避難所では栄養状態が比較的よかったとの報告がありました。身近にある資源で調理ができれば、栄養状態もよくなります。そしてなにより、温かくおいしい食事は心も温かくしてくれます。被災してつらいときこそ、体も心も「ホット」するおいしい食事ができるよう、日頃から準備をしておくことが大切だと思います。

引用・参考文献
1）日本赤十字社静岡県支部．炊き出し名人．(http://www.shizuoka.jrc.or.jp/recipe/).

症例でみえる!
ケース別食事指導のコツ

第3章 症例でみえる！ケース別食事指導のコツ

1 糖尿病の自覚がなく食事療法への意欲がみられない患者

京都女子大学家政学部食物栄養学科教授　**今井佐恵子**（いまい・さえこ）
梶山内科クリニック院長　**梶山静夫**（かじやま・しずお）

指導のポイント

糖尿病と診断されても多くの患者さんは自覚症状が乏しく、自分の体内で起こっている糖尿病の影響を実感できないため、病気と向き合うことが難しい場合がほとんどです。また合併症に関する知識を持っていても、「自分には起こらない」と楽観的に考えている患者さんが多くみられます。患者さんは、仕事、家族、経済などさまざまな状況、感情のなかで生きているので、いつも糖尿病のことだけを考えているわけではありません。食事療法ができないいろいろな事情があります。医療者は行動変容が起こるのを根気よく待つことが大切です。そのためには食事指導を継続してもらい、徐々に互いの信頼関係をつくる必要があります。

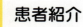

症例から学ぶ！食事指導

患者紹介

52歳、男性。身長165cm、体重66.5kg。
独身で両親と同居している。仕事はマンション経営。
糖尿病歴：20年。　　家族歴：母親（2型糖尿病）。
初回データ：HbA1c 10.3％、FBS 225mg/dL。
使用薬剤：スルホニル尿素薬、ビグアナイド薬、チアゾリジン薬、スタチン。

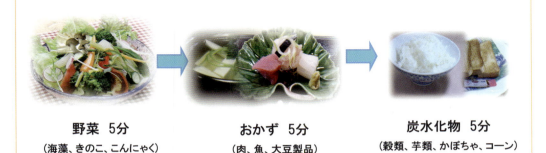

図1 ● 食べる順番についての指導パンフレット（文献1より引用改変）

　甘いものが好きで、ほぼ毎日菓子類を食べる。食べはじめるとやめられない。空腹感が強く、いつも空腹をがまんしている状況である。また、独身でわがまま、神経質であり、プライドが高く、細かい食事指導は好まない。自覚症状がなく糖尿病の自覚がないため、食事療法に対する意欲はない。

実際の食事指導

● 食事療法導入期

患　者：お菓子はいつも食べてしまいます。習慣みたいなものなので、やめるのはちょっと……外食もよくします。

医療者：そうですね、お菓子を食べるとほっこりしますものね。食事をするときはまず野菜から食べて、ごはんなど炭水化物を最後に食べると、血糖値はこんなに違うのですよ（図1、2）[1,2]。

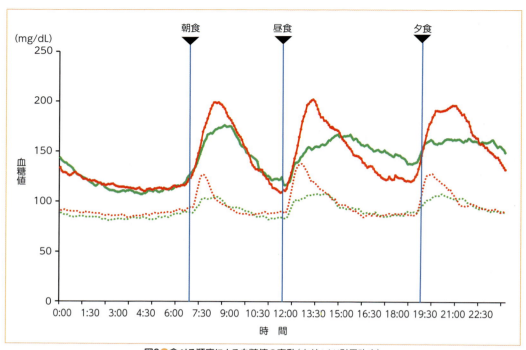

図2●食べる順序による血糖値の変動（文献1より引用改変）
2型糖尿病患者さん（実線）および健常者（破線）が野菜→おかず→炭水化物の順に食べた日（緑線）と、炭水化物→おかず→野菜の順に食べた日（赤線）の1日の血糖値の変動を示す。

患　者：そうですか、ずいぶん違いますね。野菜は好きなので、トマト、きゅうりなどを最初に食べるようにします。

　間食の習慣を否定するのではなく、血糖上昇を抑える食べ方についてデータ（図1、2）を示して説明しました。患者さんは効果について半信半疑でしたが、食べる順番をできる範囲で実施した結果、血糖コントロールが改善しました。

● 指導半年以降の逸脱期

患　者：母親ががんで亡くなったあと、父親の認知症が進みすごくストレスです。
医療者：お一人でお父様の面倒をみているのですね。大変ですね。
患　者：父が昼夜逆転しているので、寝不足です。野菜も不足していると思います。簡単に菓子パンですませることもありますし。

　母親の死去、父親の認知症介護などストレスが増え、血糖コントロールが乱れました。食事

療法は、半年を過ぎたころから逸脱する患者さんが少なくありません。医療者が「教える」という立場ではなく、「生活状況について教えてくださいね」という姿勢で指導に臨み、患者さんがなんでも相談できる関係を構築することが大切です。

● 長期指導後の血糖悪化期

患　者：父親が亡くなり、ストレスがずいぶん減りました。ただ、自由になるとかえって食欲が出て、体重が増えてしまいました。

医療者：よくお世話されましたね。少しでも体重が減ると血糖コントロールがよくなりますよ。内臓脂肪は血糖値を下げるインスリンのはたらきを邪魔するホルモンを出すので、1〜2kgでも体重が減ると、HbA1cは下がると思いますよ。

認知症の父親が亡くなり、食事療法に専念できるかと思いきや食事量が増え、結果、体重が増加し血糖コントロールが悪化してしまいました。食事内容の記録を依頼しましたが拒否されたので、聞き取りを続けました。体重グラフの記録は了解してもらえました。なぜ減量が重要なのか、科学的メカニズムを簡単な言葉で説明し、納得してもらうことも行動変容に有効です。

● 再度、食事療法に取り組む

HbA1cが10％台と悪化したため、心機一転、食事療法に取り組むとのことでしたが、厳しい食事の調整は困難と主治医に伝えた結果、経口血糖降下薬追加となりました。食事の見直しの結果、3kgの減量に成功し、血糖コントロールは改善しました。現在も食事指導を継続しています。

● 気長に妥協点を見出すよう支援

本症例は、糖尿病の罹病期間が20年と長く、なかなか良好な血糖コントロールが得られませんでした。食に対する執着が強く、糖尿病治療および食事療法の優先順位が必ずしも高くなく、厳しい食事療法を強いると治療中断に陥るおそれがありました。指導開始半年間は血糖コントロールが改善していますが、この時点で食事指導を終了してしまうと行動変容が根付いていないため、悪化する可能性があります。その後、患者さんの家族環境が急激に変わり、血糖コントロールが悪化しましたが、気長に患者さんの要望と治療の妥協点を見出すよう支援をつづける必要があります。

この症例では、血糖コントロールが改善するまでに5年以上かかりました（図3）。医療者は患者さんがもっている自己管理能力を引き出し、実行できるように支援することが大切です。自分だけでかかえこまないで、医師、看護師など他職種と連携して指導を進めましょう。

● 治療中断者をつくらない指導を

医療者側が一方的に話すよりも、患者さん中心に話をしてもらう雰囲気をつくりましょう。

糖尿病ケア2018 秋季増刊　**105**

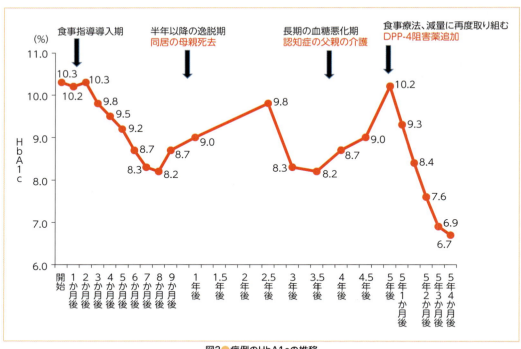

図3 ● 症例のHbA1cの推移

すぐに結果が出ることもありますが、患者さんによっては数年後にやっと行動が変わることもあります。種をまいてもいつ芽が出るかわかりません。あきらめないことが大切です。「厳格な食事療法を指示したために、患者さんが治療そのものを投げ出す」ということがないようにしなければなりません。何よりも「治療中断者をつくらない食事指導」が大切です。治療を中断してしまうと重症化してしまい、取り返しのつかないことになりかねません。

まとめ

「〜してはいけない」と強制せず、患者さんの食習慣、嗜好を尊重します。知識がたくさんあっても血糖コントロールがよくなるとはかぎりません。食べ物の剥奪というのは、患者さんにとってものすごい怒りと憎しみと不満を生みます[3]。病気や深刻な悩みを抱えていても、人は楽しみを見つけなければ生きていけないのです[3]。「論より証拠」で、検査結果が改善することでセルフエフィカシーが高まり、患者さんのやる気を引き出せます。医療者は患者さんの心に寄り添い、必要な場合は長期間継続して食事指導を行っていきます。

私のプチテクニックをご紹介!

患者さんと良好な信頼関係を築くためには、継続して食事指導を受けてもらう必要があります。患者さんに「もう食事指導はいらない」と拒否されないためのポイントを以下にあげます。

- 医療者側が一方的に話をするのではなく、患者さんの話を全身全霊で聴く。
- 血糖コントロールが改善しなくても、治療を続けている、来院していることをまずほめる。血糖コントロールが悪化しても決して責めず、来院して正直に話ができたことをたたえ、原因を一緒に考える。
- 短期的によくなっても、患者さんは一生涯病気とつきあっていかなければならないことを忘れず、「あなたのQOLを維持したい、あなたの役に立ちたい」という気持ちで毎回接する。
- 指導時間は原則20分程度とし、「もう少し話をしたいけれど……来月また食事指導を受けたい」と思ってもらえるようにする。
- よい結果が人を変え、行動を変える。実際のデータが改善していることをエビデンスとして見せる。

引用・参考文献

1) Imai, S. et al. Effect of eating vegetables before carbohydrates on glucose excursions in patients with type 2 diabetes. J. Clin. Biochem. Nutr. 54(1), 2014, 7-11.
2) Imai, S. et al. Eating vegetables before carbohydrates improves postprandial glucose excursions. Diabet. Med. 30 (3), 2013, 370-2.
3) 石井均. "「優しそうな顔をしていながら、治せないじゃないかおまえは!」". 病を引き受けられない人々のケア. 東京, 医学書院, 2015, 100.

第3章 症例でみえる！ケース別食事指導のコツ

2 食べすぎることをやめられない患者

東海学園大学健康栄養学部管理栄養学科准教授　**徳永佐枝子**（とくなが・さえこ）

指導のPOINT

　食べすぎることをやめられない患者さんの特徴として、自分の食事で改善すべき点は理解していますが、実行が伴わない原因を抱えている点があげられます。また、「食べ物が身近にある、またはないと不安になり購入する」「食べ方が早い、食べるクセについて自覚していない」「満腹になるまで食べる、残すことがきらい」など、食べすぎることをやめられない環境が身近にあります。患者さん自身は、改善しなくてはと思いつつも改善できないため、自己嫌悪を抱えている場合があります。
　医療者が事前に知っておくべきことは、基本情報（家族構成、既往歴、現病歴、身体計測、服薬、身体所見、検査データ）、患者背景（仕事内容、家族、社会的支援）です。

具体的な指導

　食事療法の理論中心ではなく、患者さんが実行できない原因を探り、一緒に食事療法に取り組む仲間であることを伝えます。患者さんの食べすぎる行為に対して、直接でなくても、相手が責められていると感じるような指導は逆効果です。

症例から学ぶ！ 食事指導

患者紹介

56歳、男性。食品会社の営業課長、3年前から単身赴任。

家族：55歳の妻（フルタイムで勤務）、息子は社会人で別居。

主訴：とくになし。

現病歴：高血圧症、糖尿病。

既往歴：51歳から高血圧、54歳からは糖尿病を指摘され服薬治療を開始。

身体計測：身長175cm、体重89kg、BMI 29.1kg/m^2（20歳時は体重72kg、BMI 23.5kg/m^2）

使用薬剤：アンジオテンシンⅡ受容体拮抗薬（ディオバン®錠20mg）1回2錠、1日1回、朝食後。スルホニル尿素薬（アマリール®1mg錠）1回2錠、朝食後。ビグアナイド薬（メトグルコ®錠250mg）1回1錠、1日2回、朝・夕食後。

検査データ：空腹時血糖165mg/dL、総コレステロール175mg/dL、中性脂肪145mg/dL、アルブミン4.3g/dL、HbA1c 8.0％、血圧145/88mmHg。

指導前にこれだけは確認しよう

　上記の内容からわかることは、年齢、性別、職業、家族構成、既往歴、身体計測、処方、検査データ、患者背景、合併症の有無です。事前に「栄養食事指導に十分時間をとる余裕があるのか」「勤務時間内の受診なのか」「家族の付き添い（食事担当者）はあるのか」について確認しておくべきです。さらに患者さんに確認しておくべきことは、以下の点です。

- 20歳のころの身体計測や会社入社後の体重増加の経過。
- 20歳のころの運動量と、会社入社後の業務内容、身体活動量。
- 日頃の食事時間、食事量、間食、アルコール量。
- 現在の生活においてのストレス、困りごとなど。

実際の食事指導

●初回の指導

外来栄養指導室で、初めての栄養指導を行いました。

- -

医療者：こんにちは。栄養食事指導を担当する管理栄養士です。本日は、高血圧と糖尿病を

第3章 症例でみえる！ ケース別食事指導のコツ

糖尿病ケア2018 秋季増刊　**109**

改善するための食事についてお話を伺います。

患　者：じつは、私は単身赴任中で、食事は外食や中食中心で、話を聞いても実行できることは少ないと思います。

医療者：単身赴任中でご不便も多いですか？

患　者：はい。仕事が忙しく食事時間が不規則なので……。私は食べることが好きで、子どものころは、将来は調理師になりたいと思っていました。現在は食品会社の営業として、新商品の試食や視察などで全国を飛び回っています。ですから、食事の制限なんてとても無理です。

医療者：そうですか、仕事がたいへん忙しく、食事管理が難しいようですね。

患　者：そうですね。出張も多くて、なかなかゆっくり食事について考える時間もないですね。

医療者：では、会社に入社してからの体重の経過について、教えてもらえますか？

患　者：20歳のころは72kgでした。入社後は不規則な食事や趣味の食べ歩きのせいか、3年で12kgも太りました。28歳のときに結婚して食べ歩きも減り、5kgくらいやせてよかったのですが、3年前に単身赴任になってからはまた太りだし、現在が最高体重です。血圧も、5年ほど前の健康診断で高めだといわれていたのですが、単身赴任後はさらに高くなり、最近は服薬でコントロールしています。

医療者：そうですか。かなり体重の増減があって、体型も変わられたでしょうね。仕事の活動量はいかがですか？

患　者：はい。スーツを何着も作り変えましたよ。営業なので車での移動が多く、たまにイベントのときに力仕事があるくらいで、運動不足だと思います。

医療者：では、日頃の食事時間や内容について教えていただけますか？

患　者：朝食は7時ごろで、惣菜パン2個とブラックコーヒー1杯です。昼食時間は、仕事の都合で不規則です。食べるものはラーメンなどのめん料理やランチ定食ですかね。また、新商品の試食などもよくあるため、1日に4～5食食べることもあります。試食があった日は夕食を抜こうかと思うのですが、やっぱり食べないと気がすまないというか、つまみなどを購入してビールを飲みますね。

医療者：単身赴任で食事に関してご不便があり、仕事もお忙しそうなので、ストレスなどもありますか？

患　者：まあ、誰でも仕事をしていたらストレスを感じると思いますが、私の場合は会社内が人手不足のため、業務量が多いだけでなく、営業成績もストレスに感じますね。

医療者：今日は、いろいろなことを伺って、患者さんの状況がよく理解できました。まずは、現状の病状回復のために食事のコントロールが必要な時期ですので、3か月間はみ

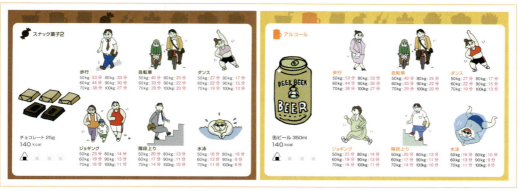

図 ● 指導時の栄養教育媒体（文献1より）

っちりと食事の相談をしながらやっていきたいと思いますが、よろしいですか。

患　者：自分の健康管理のことなので、やらないといけないとは思いますが、食べることが大好きで、それを制限されるような話はあまり聞きたくないです。

医療者：患者さんの気持ちはよくわかりましたので、食べる楽しみを大事にして、血糖コントロールがうまくいくように運動の話も入れながら、実践しやすい役に立つ話を中心に進めますね。では、次回までに普段の食事の写真撮影と体重の記録をお願いできますか？

● 2回目の指導

医療者：こんにちは。前回お話した写真と体重の記録表を見せていただけますか？

患　者：実は、あれから妻に栄養食事指導の話をしたらいろいろと注意されて、写真を撮るのが面倒になり、1週間くらいしか撮りませんでした。体重の記録は忘れました。

医療者：1週間の写真を拝見すると、意識して野菜をたくさん摂取したようですね。ただ、食事回数が不規則で1回の量が多いようですが。

患　者：妻から毎食野菜をたくさん食べてご飯を減らし、料理にしょうゆなどはかけずにつけるようにしてみたらなどといろいろいわれたので、いつもより気をつけました。ただ、ごはんを減らしてがまんしていたので、試食のときについ食べすぎました。

医療者：食べすぎた分のエネルギーを運動で消費するための目安（図）[1] もお伝えしておきますね。やはり、写真をみると食事のクセがよくわかりますね。

患　者：どんなクセですか？

医療者：空腹でなくても出されたものは最後まで食べて、満腹感がないと満たされないので

はないでしょうか。食べるスピードも早く、満腹になる炭水化物や揚げものが好物のようですね。

患　者：たしかに、昔から食べるのは早く、不規則な食事時間なのですぐに満腹になるメニューを選びます。野菜は食べにくいですし、単身赴任で食事の準備が面倒で、仕事のストレスもあり、好きなものを腹いっぱい食べることが唯一の息抜きです。

継続指導に向けての注意点

　この症例のように、食べることが好きで社会人となってから肥満していくパターンは多くみられます。業務内容によっては食事時間が不規則となり、食べることが仕事に関連する業種もあります。この症例では、単身赴任、業績を求められる職場環境などが、食べることをやめられない原因となっていました。

まとめ

　このように、理論は理解していても実践できない症例にはかならず原因があります。相談相手という立場から、信頼してもらう関係を構築することが大切です。

私のプチテクニックをご紹介！ 「どうせ、注意される」という思いで栄養食事指導に来る相手の気持ちを継続指導に向けるために、「私はあなたと話をしたい」という気持ちを伝えることを心がけています。「自分を特別に思ってくれている」という思いが伝わると、その後の会話がスムーズです。また、仕事中に受診する人やゆっくり話を聞いてほしい人など時間の制約はさまざまなので、最初に指導時間について確認をすると、相手も限られた時間のなかで要領よく話そうという気になり、メリハリのある指導が行えます。

引用・参考文献
1）徳永佐枝子ほか．メタボ対策・特定保健指導のためのこれだけ食べたらこれだけ運動カード：嗜好品編．東京，講談社，2009.

第3章　症例でみえる！ケース別食事指導のコツ

3 食事量が少なすぎる患者

東海学園大学健康栄養学部管理栄養学科准教授　**徳永佐枝子**（とくなが・さえこ）

POINT 指導のポイント

　糖尿病治療において、「肥満は大敵であり太ることは悪だ」という強い認識があります。食事量を抑えて減量し、検査値が改善した成功体験がある場合は、食事量を増やすことに対して罪悪感を持ちやすいです。また、食事指導に対し拒否の姿勢を見せる場合もあります。
　医療者が事前に知っておくべきことは、基本情報（家族構成、既往歴、現病歴、身体計測、服薬、身体所見、検査データ）、患者背景（仕事内容、家族、社会的支援）です。

具体的な指導

　食事量の制限に対して指導するのではなく、相手の気持ちを肯定してじっくりと傾聴し、患者さんの食事療法に対する思いを受け入れます。患者さんの本当の気持ちや患者背景を理解せずに、食事制限していることを一方的に責めてはいけません。

症例から学ぶ! 食事指導

患者紹介

50歳、女性。衣料品販売会社勤務。

家族：独身、一人暮らし。両親は離婚し、母親は1年前に病死。兄弟はなし。

既往歴：49歳から糖尿病治療開始。

身体計測：身長160cm、体重48kg、BMI 18.8kg/m^2（20歳時は58kg、BMI 22.7kg/m^2）。

使用薬剤：なし

検査データ：空腹時血糖88mg/dL、総コレステロール160mg/dL、中性脂肪70mg/dL、アルブミン2.8g/dL、HbA1c 5.6%

　大学卒業後に衣料品販売会社に入社し、管理職となった40歳ごろから母親の介護が始まり、仕事と両立させてきた。48歳の健康診断で糖尿病を指摘されたが、自覚症状もなく未治療であった。49歳時に母親が脳梗塞で病死したため、自分の健康管理に不安を覚え病院を受診したところ、検査値が悪化しており服薬開始となる。自己流で食事量を制限したところ減量がスムーズにでき、糖尿病の検査値も改善し、服薬をやめたいという希望でさらに食事量を減量した。最近、疲れやすい、気力が湧かないなどの自覚症状を伴ったため、医師から栄養食事指導の指示があった。

指導前にこれだけは確認しよう

　上記の内容からわかることは、年齢、性別、職業、家族構成、既往歴、身体計測、検査データ、患者背景です。事前に「栄養食事指導に十分時間をとる余裕があるのか」「勤務時間内の受診なのか」について確認しておくべきです。さらに患者さんに確認しておくべきことは、以下の点です。

- 20歳のころの身体計測や会社入社後の体重増加の経過。
- 会社入社後の業務内容、身体活動量。
- 日頃の食事時間、食事量、間食、アルコール量、活動量。
- 現在の生活においてのストレス、困りごとなど。

実際の食事指導

● 初回の指導

外来栄養指導室で、初めての栄養指導を行いました。

- -

医療者：こんにちは。栄養食事指導を担当する管理栄養士です。本日は、日頃の食事についてお話を伺います。

患　者：今まで、仕事と母親の介護で自分の健康管理は後回しでした。母親が昨年、脳梗塞で亡くなったので、これからは自分の健康管理をしっかりやろうと思い、食事と運動でがんばって1年間で8kgもやせて、糖尿病もすっかりよくなりました。医師にお願いして服薬を中止してもらいました。

医療者：そうですか。仕事も管理職として責任ある立場で、介護との両立は大変でしたね。

患　者：はい。今は減量して体調も検査値もよくなったし、薬も飲みたくないので、さらに食事量を制限しています。今も減量中ですが、最近疲れやすくてがんばりすぎかなと思い、栄養食事指導を受けてみようと思いました。

医療者：では、会社に入社してからの体重の経過について教えていただけますか？

患　者：20歳のころは58kgでしたが、入社後は残業も多く62kgまで太りました。これではいけないと思い、スポーツジムに入会し2年間で6kg減量できましたが……。兄弟もなく、自分一人で仕事と母親の介護を両立させないといけない時期は、本当につらかったです。

医療者：本当に、仕事と介護の両立は大変だったと思います。最近、減量もうまくいっている様子ですが、どのような食事内容でしょうか？

患　者：はい。手っ取り早く主食を減らしています。朝は、野菜ジュース、ヨーグルト、バナナと、なにも料理しなくてもよいものにしています。昼食は、会社の食堂のヘルシーランチを食べ、主食の半分は残しています。夕食は和食中心の料理を自炊していますが、食品成分表を見ながら1,200kcal以内になるようにしています。週2回はスポーツジムで汗を流し、もっとよくなりたいので夕食のご飯を半分に変更しました。

医療者：そうすると1,000kcal以下かもしれませんね。

患　者：私としては、減量もできて体も鍛えられるのでよいと思っているのですが、最近スポーツジムに行くのがおっくうになり、疲れやすいと感じはじめました。

医療者：そうですか。今日はいろいろなことを話していただき、患者さんの状況がよく理解できました。実際の食事量と活動量のバランスが崩れて、体力が低下しているのか

もしれません。具体的な食事内容を把握したいので、1週間の食事の写真撮影と体重記録の記載をお願いします。できれば毎食茶碗1杯（150g）程度のごはんは食べてください。来週は医師から指示された栄養量に沿った、具体的な食事内容について話し合いを行いたいのですが、ご都合はよろしいですか？

患　者：せっかく主食を減らして減量したのに、ごはんの量を増やすのは、自分の信念が壊れそうで心配です。食べないといけませんか？

医療者：Aさんのお気持ちはよくわかりますが、このままだと体力がさらに低下するおそれがあるので、心配せずに食べてみてください。ただ、どうしても自分の気持ちに反するのであれば半分量でも構いません。

● 2回目の指導

医療者：こんにちは。前回お話した写真と体重の記録表を見せてもらえますか？

患　者：途中に出張があり、普段より食事量が多かったと思います。

医療者：1週間の写真を拝見すると、主食の量が相変わらず少ないようですが。

患　者：出張先で会食などもあり、自己管理できなかったので、とりあえず主食は抜いて乗り切ろうと思いました。

医療者：やはり、主食を食べるのに抵抗がありますか？

患　者：本当はごはんは好きなのですが、一度食べてしまうと自分をコントロールできなくなりそうです。母親は、離婚後食べることをやめられずに合併症を併発し、介護が必要となりました。自分はそうなりたくないのです。

医療者：お母様の介護体験が、強く食事に影響しているのですね。

患　者：はい。最近、自分でもやせすぎて体力が衰えていると自覚しているので、食事量は増やさないといけないと思っています。しかし太るのはいやなので、太らずに健康的になれる内容のレシピが知りたいです。これからも写真撮影をしてくるので、栄養量を教えてもらえると、安心して食べられます。

医療者：はい。栄養量の算出だけでなく、こちらの資料（図）のような、自宅で簡単にできて栄養のバランスがよいレシピなどの提案も行い、継続的に支援していきます。

継続指導に向けての注意点

この症例のように、食事量を制限したことによる減量や検査値の改善という成功体験がある

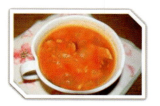
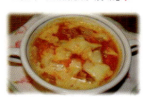
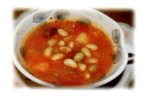
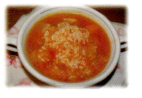

図 指導時に用いる栄養教育媒体

場合は、管理栄養士の助言に対して実践が伴わない場合があります。しかし、本人が納得する方法が見つかれば、管理栄養士との並走が可能となります。

そのためには、食事量を増やすことの障害になっているものを傾聴することが大切です。「食事量を増やすことは悪」ではなく、「健康寿命の延伸につながる食事である」という思いになるように、相手に役に立つ情報を提供することによって信頼関係が深まります。

まとめ

極端に食事を制限するかわりに手に入れたものが、本人にとっては価値のあるものであることが多いです（たとえば、見た目がよくなりスタイルに自信がついた、検査値が改善した、自分を管理する能力が高い、など）。それを否定するのではなく、相手が栄養食事指導で何を求めているかを探り、その方策を示すことが継続指導へとつながります。

第3章 症例でみえる! ケース別食事指導のコツ

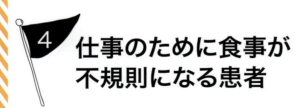

4 仕事のために食事が不規則になる患者

広島国際大学医療栄養学部医療栄養学科准教授 **木村要子**(きむら・ようこ)

指導のPOINTポイント

　糖尿病の食事療法は、患者さんのセルフケア行動(健康管理を自分自身で行うこと)が中心です。これまで、自分の思うように好きなものを食べてきた患者さんにとって、食事の内容を変えることは相当なストレスとなります。そこで、まずは自分でもうまく変えられるという自信(自己効力感)をつけることが重要となります。最初は小さなことでよいので、ちょっとした工夫でできそうな目標を定めて取り組み、ささやかでも成果が出ることで、患者さんに「自分でもできる」という達成感を得てもらうことから始めます。そのために、患者さんの勤務状況を含む生活状況や食事内容、そして患者さんの思いを丁寧に聞き取り、食環境を中心に、関連する環境要因も含め把握します。そして、1日3食を目標に、患者さんができる方法を探りながら一つずつ取り組み、よりよい食事内容を目指していきます。取り組む内容は、患者さんと相談しながら、患者さん自身に選んでもらうことが重要です。

症例から学ぶ! 食事指導

患者紹介

　46歳、男性。身長173cm、体重78.0kg、BMI 26.1kg/m²。HbA1c 7.6％。1年前に2型糖尿病と診断され、妻と食事指導を受ける。その後1年かけて食事療法と運動療法で5kg減量し、

HbA1cは7.1％まで改善した。

　数か月前に部署異動となり、残業が多くなり勤務時間も不規則となった。それに伴い食事内容が乱れ、体重も少しずつ増加し、現在は体重75kg、HbA1c 7.3％となった。残業時の夕食は近くのコンビニで弁当などを買ってすませることが多く、勤務時間の延長に伴い缶コーヒーなどの間食も増えていた。朝は出勤時間ぎりぎりまで寝ていることが多くなり、朝食を食べない日もある。

指導前にこれだけは確認しよう

　患者さんの糖尿病についての受け止め方、治療における食事療法および自己管理の重要性についての理解度を把握し、今の状態をどのように思っているか聞き取ります。また、患者さんの現在の食生活を含む生活状況を、できるだけ丁寧かつ具体的に把握します。とくに、血糖コントロールの悪化を招いた食事内容と、それに関係する環境要因を丁寧に聞き取りましょう。体重の変遷は、摂取エネルギー量と消費エネルギー量の変遷を推定するためにも、かならず確認します。

実際の食事指導

　患者さんは、診断時に妻とともに食事指導を受けて減量を達成するなど、治療に対して前向きに取り組んで一定の成果を出していました。しかし、忙しい部署への異動に伴い、勤務時間が長く不規則となったことで、食事内容が乱れ、糖尿病のコントロールが悪化したと推測されます。指導時には、悪化を招いた食事内容とそれに関係する事柄を環境要因も含め丁寧に聞き取り、よりよい食事内容に変えていくための方策を探っていきました。このとき、具体的な取り組み内容は、できるところから一つずつ、患者さん自身が決めました。すべての過程は、患者さんとの共同作業で進めていきました。

●食生活を中心とした生活内容の丁寧な聞き取り

　まずは、患者さんの食生活を聞きとりました。すると、自宅で食べる食事は朝食だけで、最近は牛乳だけ飲んで出勤する日も増えていました。昼食は、ほぼ決まった時間に社員食堂の定食を食べ、夕食はコンビニ弁当が多く、食べる時間は不規則でした。

　昼食のエネルギー量は、揚げものがメインであれば800kcal前後、焼きものや炒めものがメインであれば700kcal前後と推測されました。夕食は、時間がないときはめん類や丼ものですませることもありました。また、勤務時間の延長に伴い、缶コーヒーや栄養ドリンクなどを飲むことも増えていました。夕食のエネルギーは600〜900kcalと幅がありました。

●**問題点の抽出**

　患者さんは、糖尿病治療における食事療法の重要性について一定の理解はしていました。しかし、自己管理の重要性についての理解が不十分であったため、自分で食事内容を決める外食や中食が増えたことで、血糖コントロールの悪化を招いたと推測されます。

　妻の用意する朝食は栄養バランスのよいものでしたが、最近は牛乳だけ飲んで出勤する日もあり、1日3回の食事がとれていない日が増えていました。夕食は内容と時間が不規則で、摂取エネルギー量に大きく差があり、さらに缶コーヒーや栄養ドリンクを1日2本以上飲んでいました。

●**対象者に適した解決策の提案**

　患者さんは、部署の異動に伴って糖尿病のコントロールが悪化したことに危機感を抱いていました。そこで、糖尿病治療のなかでも食事療法は患者さんのセルフケア行動が中心となることを話し、コンビニなどの中食も、選び方や工夫次第で糖尿病食として十分対応できることを説明しました。

　そして患者さんに、1日からでもよいので「夕食の時間を決めて、遅くならない時間に食べること」を提案しました。夕食の時間を一定にすることで、朝食をとることもできるようになり、最終的に3食の摂取につながるのではと考えたのです。また、飲みものについては、現在患者さんが飲んでいるもののエネルギー量を説明し、お茶や低エネルギーの飲料を紹介しました。

●**対象者によるセルフケア行動の決定**

　患者さんと相談し、夕食の選び方については、患者さんが通っているコンビニの商品で、患者さんが好きなものを中心に組み合わせた夕食を数パターン作成し、それを参考に選んでもらうことにしました。飲みものも、実際の商品名とエネルギー量を記入した資料を作成し、夕食と合わせて700kcalの範囲内で選ぶことにしました。夕食の時間は、1日でも多く、できるだけ早い時間に食べるよう努力することにしました。

その後の患者さん

　患者さんの好きな商品を踏まえて夕食と飲料の資料を作成し、一定のエネルギー量の範囲で患者さんが食事を選ぶようにしたことで、「弁当のエネルギー量が高いときは、お茶や低エネルギーのコーヒーを飲む」というように、無理なく食事療法に取り組むことができました。食事内容は少しずつですが改善され、摂取エネルギー量と栄養バランスもととのってきました。また、夕食の時間を早めることも週に1回からはじめ、今では多いときは週に3回実践できています。その結果、朝食を食べる日も増えてきています。

　今後は、この状態を継続することが重要となります。そのため患者さんには、体重の測定と

記録、食事時間の記録を依頼し、可能であれば「どのパターンの食事と飲みものを選んだか」まで毎日記録してもらうようにしました。そして、妻にその記録を見てもらい、コメントしてもらうという仕組みづくりをしました。

　異動により環境が変わり、血糖コントロールが悪化した患者さんですが、自己管理の重要性に気づき、自分で決めた取り組みを少しずつ実践することで、「自分でもできる」という自信につながり、食事内容が改善した症例です。

私のプチテクニックをご紹介！

食事療法のようなセルフケア行動は、「うまくやることができる」という自信をつけることが重要です。この自信のことを「自己効力感」といい、Banduraによって考え出されました。自己効力感をもつためには、①成功体験を積ませる、②似たような成功体験をもつ例をみせる、③患者さんの小さな努力を褒めるなどの方法があります。なかでも「成功体験を積ませる」ことがもっとも重要で、そのための目標設定のコツとして以下のことがあげられます。「患者さんに目標を立てさせること」「目標は十中八九できる内容であること」「具体的な行動目標であること」「評価できる目標であること」「2～3点の目標に絞ること」。

引用・参考文献

1) 松本千明. "自己効力感". 医療・保健スタッフのための健康行動理論の基礎：生活習慣病を中心に. 東京, 医歯薬出版, 2002, 15-28.
2) 香川明夫監修. 外食・コンビニ・惣菜のカロリーガイド. 東京, 女子栄養大学出版部, 2017, 127p.

第3章 症例でみえる！ケース別食事指導のコツ

5 食事内容について虚偽の報告をする患者

広島国際大学医療栄養学部医療栄養学科准教授　木村要子（きむら・ようこ）

POINT 指導のポイント

　患者指導の際には、患者さんとの間に信頼関係を築くことが重要です。そのためにはまず、患者さんの病気や治療、食事療法などに対する思いを丁寧に聞き出し、その思いを尊重し、受け止めます。聞き出した内容がたとえ好ましくないものであったとしても、即座に間違いを指摘したり、否定的な発言をしてはいけません。患者さんに「教科書通りの内容を押しつける人だ、自分の思いを受け止めてくれない人だ」と思われると、本当のことを話してもらえません。患者さんがなぜそのような食事内容なのか、なぜそのような食事内容にしたいのか、患者さんの思いや周囲の環境に思いを馳せながら、まずは患者さんのありのままを受け止め、そしてその思いに共感することです。それを通して患者さんとの間に信頼関係が築かれていき、徐々に病気や治療、そして食事についての正直な思いや現状が語られます。

症例から学ぶ！食事指導

患者紹介

　67歳、女性。身長153.5cm、体重63.0kg、BMI 26.7kg/m²、HbA1c 7.4％。20歳代の体重は40kg台であったが、結婚後子どもを1人出産するごとに5kgずつ体重が増えた。子どもは2人。65歳で仕事を辞め、その後1年間で体重が6kg増えた。健康診断で高血糖を指摘され医療機関

を受診したところ糖尿病と診断され、食事療法（1日1,400kcal）と運動療法で様子をみることになった。夫は他界し現在は一人暮らし。子ども2人が毎週1回は様子を見に来ている。母親も糖尿病あり。

　最初に食事内容を聞き取った際に、3食の摂取エネルギーは1,400kcal程度と推測された。また、週に2～3回、仲のよい友人と、スーパーのイートインコーナーでお茶をしながら話をするとのことだった。「そんなに食べていないよ」とも話す。

指導前にこれだけは確認しよう

　仕事を辞めて運動量が減った一方で、食事量はそのままであったため、体重が増え続けて糖尿病を発症したと推測されます。体重の変遷は、摂取エネルギー量と消費エネルギー量の差を反映しているものだと考えます。そのため、体重歴はかならず確認しましょう。

　患者さんには「現在何をしているときが楽しいか」「今後どのようになりたいと思っているのか」を聞き取ります。その楽しみをもち続けるために、今取り組むことは何か気づいてもらうようにします。

　患者さんが生活のなかで頼りにしている人やキーパーソンは誰なのかや、糖尿病を発症するに至った生活習慣をつくりあげた環境にも目を向けます。

実際の食事指導

●食生活を中心とした生活内容の丁寧な聞き取り

　患者さんとの信頼関係を構築することで、現状の把握が可能となります。起床時間、朝食時間とその内容といった生活習慣を順番に聞き出します。フードモデルや茶碗などを活用して、できるだけ食事内容を具体的に把握して摂取栄養量を推定しましょう。このときは傾聴に徹し、食事内容のなかで特徴的なことがあれば、それが食事療法として理想的なものではなくても共感します。その結果、患者さんから「ちゃんとした食事ではないが、ありのままの食事内容を話しても大丈夫そう」と思ってもらえます。

　聞き取りの結果、患者さんが当初「週に2～3回」と話していたお茶やお菓子の会食が、ほぼ毎日行われていることが判明しました。楽しそうに会食のことを話す患者さんを「この会食を毎日楽しみにしているのですね」と承認することで、「この管理栄養士は頭ごなしに理想的な食事内容を押しつけてくる人ではなさそう」「自分の毎日の生活をみてくれる人だ」と思ってもらえます。最終的に、「会食ではショートケーキやおはぎなどを食べている」といったことも屈託なく話すようになりました。

●問題点の抽出

食事内容を聞き取ったところ、朝食での野菜類の不足や肉類の選び方など多少問題はありましたが、3食の摂取エネルギー量は1,400kcal程度に収まっていました。そのため、いちばんの問題は会食のお菓子類だと推定されました。これまでの会話のなかで、患者さん自身も間食が問題だと気づいているようでした。

●対象者に適した解決策の提案

患者さんと相談して、会食をするスーパー内を一緒に歩き、いつも食べている間食について具体的に教えてもらうことにしました。その際、各食品のエネルギー量などを説明したり、よりエネルギー量の低い食品などを紹介したりしました。このような取り組みを通して、患者さんも食品のエネルギー量や選び方にすこしずつ興味をもちはじめ、ほかの食品のエネルギー量などについて質問するようになりました。

●対象者によるセルフケア行動の決定

その後患者さんは、間食のエネルギー量が記載されているパンフレットに各食品の1回量を決めて記入し、これを参考にして毎日間食を選ぶ方法をとりました。また、焼きいもを好んで食べていたため「焼きいもを食べすぎたときはごはんの量を減らす」というルールもつくりました。その結果、3か月で2kgの減量となり、HbA1cも6.8%まで下げることができました。

その後の患者さん

食事内容は少しずつですが改善され、摂取エネルギー量と栄養バランスもととのってきました。今後は、この状態を継続できるかがいちばんのポイントとなります。そのためには継続への環境整備と仕組みづくりが必須です。患者さんへは、今後のセルフケア行動として、体重の計測をお願いしました。また、キーパーソンである娘に、週に1回記録を確認してもらい、コメントしてもらうという仕組みづくりをしました。

まとめ

糖尿病の治療は、合併症の発症を防ぐためにも良好な血糖コントロールの維持が求められます。そのためには、薬物療法を除くと日々の食事や運動などのセルフケアが中心となり、患者さんにとってはかなりのストレスです。

患者さんは、医療者を「生涯続く治療という道のりをともに支えてくれる盟友」と認めてから、病気や治療、そして食事について、正直な思いや現状を語りはじめます。このときはじめて現状を正確に把握でき、食生活改善に向けての支援のスタート地点に立てるのです。

症例の患者さんは、友人とのお茶の時間を何よりも大切に思い、「週に2～3回だけ」と話していながら実際は毎日のようにお菓子を食べ、時には夜遅くまで話し込んでいました。このような患者さんの思いを大切にして、この習慣を認めたうえで、間食のエネルギー量と選び方について学習支援をすることで、体重減と血糖コントロール改善を達成しました。

私のプチテクニックをご紹介！

　毎日の生活のなかで患者さんは何を楽しみに思い、何を大切に思っているのか、そして今後どのような生活を送りたいと思っているのか、具体的に患者さんの思いを聞くようにしています。そして、その患者さんが大切にしたいと思っているものを尊重しながら、患者さんがなりたい自分になれるように、管理栄養士は栄養と食から支援していることをわかってもらえるように意識して話しています。食事療法や運動療法でのさまざまなストレスを乗り越えられるのは、達成したい何かがあってこそだと思うからです。

引用・参考文献

1）松本千明. "自己効力感". 医療・保健スタッフのための健康行動理論の基礎：生活習慣病を中心に. 東京, 医歯薬出版, 2002, 15-28.

第3章　症例でみえる！ ケース別食事指導のコツ

第3章　症例でみえる! ケース別食事指導のコツ

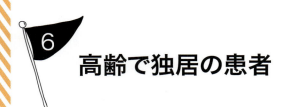

6 高齢で独居の患者

食のこんしぇるじゅ代表　**松村史樹**（まつむら・ふみき）

指導のポイント

　高齢で独居の患者さんには、「余生に対しての健康・生活不安が飲食に影響しやすい」「不安を紛らわせるために無意識に嗜好品をとっている場合がある」「同居者に配慮する必要がないために食品選びや献立内容が固定化しやすい」「経済的な問題から食事内容の変更が難しい場合がある」といった特徴があります。医療者は『高齢者糖尿病診療ガイドライン2017』や、厳格な血糖管理に伴う低栄養やフレイル・サルコペニアの可能性を考慮した指導を行います。効果的な対応は以下のとおりです。「一人暮らしの大変さを共感し、自分なりのエピソードなどで患者さんとの距離感を縮める」「生活や健康についての話題にふれながら、食事やおやつの内容を聞きとる」「間違った取り組みをしていても、取り組んでいる姿勢を褒める」「できない理由を聞き共感する」。逆に、以下のような対応はいけません。「病態栄養の知識啓発から指導をはじめる」「自己流の取り組みを否定、指摘する」「生活状況や患者さんの思いを無視した提案をする」。

症例から学ぶ! 食事指導

患者紹介

　82歳、女性。身長154cm、体重52kg、BMI 21.9kg/m²。既往歴は高血圧症（45歳発症）と糖尿病（65歳発症）。自立歩行だが膝がやや悪く、屋内は伝い歩きで屋外はシニアカーを利用。

標準的な体重は48kgだが、2～3年前から徐々に増加して血糖値も上昇傾向にある。

治療薬はエチゾラム（デパス®）錠0.5mg（毎食後）、グリメピリド（アマリール®）錠1mg（朝・夕食後）、リナグリプチン（トラゼンタ®）錠5mg（朝食後）、オルメサルタンメドキソミル（オルメテック®）OD錠20mg（朝食後）。

若いころは事務員として働いていたが、結婚後は専業主婦として生活を送る。患者さんが79歳のときに夫が他界し、それ以降は一人暮らし。買いものや病院受診で外出することはあるが、それ以外は家にいることが多い。他県に娘が住んでいるが、かかわるのは正月など年に数回程度。

指導前にこれだけは確認しよう

患者さんは専業主婦であったことから、調理能力はあると思われます。糖尿病歴が長く、食事・薬物療法である程度血糖コントロールができていたと推測されますが、夫の他界および一人暮らしの長期化から、食生活が変化し糖尿病が悪化したと考えられます。また、膝の痛みや外出機会の減少から下肢筋力が低下し、血糖値が下がりにくいことも考えられます。

食事指導の前に、本人の状況として認知症の有無または程度、経済状況、介護認定の有無を確認し、支援の状況として親族などの支援の有無、介護サービスの有無、配食サービスの有無を確認します。指導時には患者さんから、実際の活動状況、食欲の有無、調理能力、趣味活動、服薬状況、希望することを聞きとりましょう。

指導時に「間食」と「おやつ」の意味が医療者と患者さんで食い違うことがあり、「間食」を確認したときに、おやつ類を申告しないことがあります。また「おやつ」を確認した場合も、「甘くないパン・くだもの・嗜好飲料など」を申告しなかったり、15時に食べるもの以外は「おやつ」ではないと話してくれないことがあります。嗜好品であっても、「自分が食べることが主目的ではない場合」は申告されないことがあります。言葉の認識に食い違いがありそうな場合は注意しましょう。

実際の食事指導

高齢者であっても、血糖値やHbA1cを安定させて二次障害を防ぐことは、独居生活を継続していくうえで重要です。しかし高齢者にとっての「食」は、残された人生を有意義に過ごすために重要なものであったり、精神安定の役割や生活活動の一端を担う場合があるため、生活の質（quality of life；QOL）に配慮した対策を提案することも大切です。

患者さんごとに隠れたニーズ（欲求・要求・需要・自己実現）をもっていたり、自己認識し

第3章 症例でみえる！ ケース別食事指導のコツ

糖尿病ケア2018 秋季増刊 **127**

ていない食情報をもっている場合があるため、それを掘り起こして自己確認してもらう作業も、目標をもって食改善に取り組むための助けとなります。そのためには、高齢者と上手に会話ができ、上手に「聞き出せる」ようにコミュニケーション技術も磨きましょう。

　高齢者に指導を行う際は、入院時や外来時だけでなく訪問を行うこともあります。患者のプライベート空間に立ち入るため、より関係性の構築に重きを置いたコミュニケーションが必要です。

- -

医療者：先生（医師）から食事の相談にのってほしいと聞いたので、今日はいろいろお話を聞かせてください。よろしくお願いします。

患　者：先生からは「甘いものやごはんを控えるように」と言われているので、その通りにやっていますが、よくならないので何がいけないのかわかりません。健康にも気をつけているのですが……。

医療者：がんばっているのですね。お一人の生活はいろいろと大変ではないですか？

患　者：やることがたくさんあって忙しいです。炊事や洗濯、買いものや掃除など、結構動いているので運動も足りていると思います。

医療者：一人で何でもやらなければならないのは大変ですよね。健康でいないと生活できなくなってしまうので、健康面も気をつけているのですね。ちなみに、どんなことで健康に気をつけているのですか？

患　者：栄養ドリンクを飲んでいます。疲れたときや膝が痛いときによいと思って。野菜が足りてないので大麦若葉も飲んでいますよ。どちらも健康によいのでしょう？

医療者：いろいろ気を使っているのですね。どうりでお元気なわけです。そのほかに、3食の食事以外で食べたり飲んだりするものはありますか？

患　者：おやつは買わないようにしているので、ほかはあまりないのですが、小さな乳酸菌のジュースを飲むことがあります。

医療者：皆さん乳酸菌飲料はよく飲んでいますよね。私も大好きなので飲むことがあります。

患　者：もともとは夫がよく飲んでいたんです。今は仏壇にお供えするために買ってきて、下げるときに飲みます。毎日ではないけれど。

医療者：旦那さんも喜んでいるでしょうね。ほかにもお供えしていますか？

患　者：和菓子が好きだったので、週に1回お供えしています。とくにあんこが好きだったので、まんじゅうが多いです。

医療者：あんこのまんじゅうもおいしいですよね。まんじゅうも仏壇から下げたものを食べることがありますか？

患　者：捨てるのがもったいないので、仕方なく食べています。あるとつい食べてしまいま

すね。

- -

　患者さんの性格にもよりますが、自己肯定から会話が始まることはよくあります。「悪いものは食べていない」「健康には気をつけている」といった話は否定せず、どのようなことに取り組んでいるかを聞きましょう。取り組んでいる内容のよしあしは批評せず、取り組む姿勢を認めて褒めることで、関係性は格段に前進します。

　また、患者さんは食事状況などを指摘されることに警戒心をもっている場合が少なくありません。食事以外に気をつけているという「健康」についての話題にすりかえることで、会話の糸口をつかむとともに指導に対する警戒心を緩めることもできます。独居に限らず、高齢者への食事指導のうち、とくに訪問の場合は、一定期間、定期的にかかわることになるため、はじめのうちは関係性の構築と情報収集に時間をかけることも作戦の一つです。

まとめ

　食事指導は患者さんとの会話により成立するサービスです。サービスには「奉仕する」という意味があり、総括すると食事指導は患者さんに会話で奉仕する業務であるといえます。また「会話」とは、話すことだけでなく聞くことも含むため、聞く奉仕も必要です。

　高齢で独居の患者さんは、食欲に任せた過食が原因で病態悪化を招く人ばかりではありません。単純な栄養の引き算で食事を指導するのではなく、会話のなかから必要以上に食べる意味まで考えて指導できれば、病気と上手につきあいながら価値のある余生を送ってもらえるのではないかと思います。

私のプチテクニックをご紹介！

　高齢で独居の患者さんにかかわる際は、「指導者」という立場ではなく、一緒に問題を悩んだり改善を喜んだりできる存在になることを心がけています。独居であるということは、行動や感情を共有してくれる存在がつねにいるわけではなく、自由すぎる時間が虚無感を生んでいる場合や、健康で長生きをすることを悲観的に考えている人もいます。そのようななかで、疾病状況の改善や維持を喜び、その苦労をねぎらえる存在になることが患者さんの励みにもなっていると感じます。一方で、取り組みに前向きな患者さんであっても、一人で漠然と対策を続けていくことは難しく、変化を食の面から気づくことのできる存在も必要であることから、長くつきあっていくためにも、よき相談者になれるとよいと思います。

第3章　症例でみえる！　ケース別食事指導のコツ

糖尿病ケア2018 秋季増刊

第3章 症例でみえる！ケース別食事指導のコツ

7 ホームヘルパーを利用している患者への指導

食のこんしぇるじゅ代表　**松村史樹**（まつむら・ふみき）

POINT 指導のポイント

　患者さんは、できれば他人が家に入ってきてほしくないと考えています。また、認知症がある場合は警戒心や猜疑心が強いことがあったり、同居者がいる場合でも協力が得られないことがあります。医療者は、医療保険と介護保険での栄養指導業務の違いや介護保険制度（とくに在宅支援に関する制度）、ホームヘルプサービスの制度、介護支援専門員（ケアマネジャー）の役割、その他の介護保険サービスの種類を事前に知ったうえで指導を行います。効果的な対応は以下のとおりです。「ケアマネジャーに連絡を取り、患者さんとホームヘルパーの状況を確認する」「同居者がいる場合は同居者の情報を確認する」「患者さん、同居者、ホームヘルパーの課題を整理する」「外来指導時には訪問介護記録簿を持参してもらう」「指導時に同居者やケアマネジャー、ホームヘルパーも同席してもらう」「サービス担当者会議に出席する」「訪問栄養指導の場合は、訪問先でホームヘルパーの業務を邪魔しない」。逆に、以下のような対応をしてはいけません。「ホームヘルパーや同居者の課題を患者さんに押しつける」「近隣の店舗などにない特殊な食品の購入をホームヘルパーに指示する」「ホームヘルパーの業務を超える協力を依頼する」。

症例から学ぶ！食事指導

患者紹介

71歳、男性、身長164cm、体重74kg、BMI 27.5kg/m²。既往歴は高血圧症（36歳発症）と糖尿病（44歳発症）、高LDL血症（44歳発症）、軽度のアルツハイマー型認知症（70歳発症）。身体能力に問題はなく、入浴や排泄などに介助を必要としないが、軽度の認知症のために短期記憶障害がみられる。

治療薬はスピロノラクトン（アルダクトン®A）錠25mg（朝食後）、アトルバスタチンカルシウム水和物（リピトール®）錠5mg（夕食後）、グリメピリド（アマリール®）1mg（朝・夕食後）、ピオグリタゾン塩酸塩（アクトス®）錠15mg（朝食後）、ドネペジル塩酸塩（アリセプト®）錠3mg（朝食後）。

妻は患者さんが68歳のときに他界し、現在は息子（37歳）と2人暮らし。息子は3交代制の不規則な仕事に従事している。父の病気に対して理解がなく、自分が食べたいものを中心に購入し冷蔵庫にストックしている。患者さんも自分で好きなものを購入して食べたり、冷蔵庫にあるものを食べている。ホームヘルパーの介入は月・木曜の週2回で、介入時間は11〜12時。おもな介入目的は買いもの代行および調理支援である。

指導前にこれだけは確認しよう

患者さんと息子は調理能力がほぼないと考えられ、ホームヘルパーによる調理品以外のほとんどを調理ずみの食品ですませていると考えられます。飲食にかかわる課題は患者さんだけではなく、同居者の課題、ホームヘルパーの課題と三者三様に存在します。また、患者さんは軽度の認知症を患っているため、指導内容が記憶に残らない場合や、理解が難しいことが予測されます。

事前に本人の状況として認知症の有無および程度、経済状況、介護認定の区分と負担割合を確認し、支援の状況として親族などの支援の有無、介護サービスの有無、配食サービスの有無を確認しましょう。指導時には、患者さんには病気に対してどのように考えているか、ホームヘルパーには、患者さんの希望する献立や好きな食べもの、そして同居者には患者さんに対してどのように考えているかをそれぞれ確認しましょう。

ホームヘルパーの介入は、患者さんだけでは解決できない生活問題を抱えていることを意味しています。その生活問題が栄養改善にかかわっている場合には、指導対象者は患者さんだけではなくホームヘルパーも含まれます。両者にかかわる課題と各者の課題を区別し、それぞれ

第3章 症例でみえる！ケース別食事指導のコツ

に当てはまる課題解決を提案するようにしましょう。また、今回のケースでは同居者である息子にも課題があります。そのため同居者にも協力を求めるようにします。

実際の食事指導

　ホームヘルプサービスには、大きく「身体介護」と「生活援助」があり、身体介護には「排泄介助、食事介助、特段の専門的配慮をもって行う調理、清拭、部分浴、全身浴、洗面等、身体整容、更衣介助、体位変換、移乗・移動介助、通院・外出介助、起床・就寝介助、服薬介助、自立生活支援のための見守り的援助」、生活援助には「掃除、洗濯、ベッドメイク、衣服の整理、被服の補修、一般的な調理、配下膳、買い物、薬の受け取り」があります。

　身体介護の「食事介助」「特段の専門的配慮をもって行う調理」および生活援助の「一般的な調理」「買い物」がおもな食の支援であり、その部分をホームヘルパーに指導する必要があります。

　また、ケアマネジャーは被介護者（介護認定をもつ患者さん）やその同居者の希望などを考慮し、在宅支援計画の作成や各職種が提供するサービスの調整を行う役割があるため、ケアマネジャーにも栄養改善についての情報提供を行います。

　以下に、管理栄養士がサービス担当者会議に参加した場合の会話例を示します。

- -

ケアマネジャー：このたび、主治医の先生から栄養指導の必要性があるという意見がありましたので、管理栄養士さんから意見をいただきたいと思います。

管理栄養士：先生からは糖尿病食1,400kcalの指示が出ているので、自宅で指示エネルギー量に沿った食事をとれるように協力したいと思います。よろしくお願いします。

ホームヘルパー：私たちはどのような協力をすればよいですか？

管理栄養士：ホームヘルパーさんはおもに買いものの代行と調理を行っていると聞いているので、糖尿病に配慮した食材購入や調理の注意点、提供量などをアドバイスします。それに沿って食事を支援してほしいです。くわしい内容は別の日に打ち合わせましょう。

ホームヘルパー：わかりました。よろしくお願いします。

ケアマネジャー：ホームヘルパーさんに糖尿病の食事をつくってもらいますが、患者さんと息子さんから、何か意見はありますか？

息　子：ホームヘルパーさんの食事は週に2回しかないので、それ以外の食事はどうすればよいですか？　僕は仕事が忙しいし、料理もできないので協力できません。父はもの忘れもあって、冷蔵庫内の僕のおやつを勝手に食べたりもします。こんな感じで

132　糖尿病ケア2018 秋季増刊

糖尿病は管理できるのですか？
管理栄養士：たしかに毎食の管理は難しいですが、まずは無理なくできそうなことから始めてみてはと思います。たとえば息子さんのおやつを別の場所で管理するのはどうですか？
患　者：私は空腹ががまんできないから、おやつがなくても冷蔵庫にあるものは何でも食べるよ。
管理栄養士：それでは患者さんが食べてもよいものを決めて、それを食べるようにしてはどうでしょうか？ 一度に全部食べないように、カレンダー（図）に食べてよいものを入れておき、そこから食べるようにするのはいかがですか？
息　子：それでもよいですが、僕は忙しいので食べてよいものをいつも準備できるとは限りませんよ。
ホームヘルパー：私たちでよければ、訪問したときにおやつをセットすることができます。買いものの際に購入することもできます。
ケアマネジャー：それでは、管理栄養士さんはホームヘルパーさんに買いものや調理のアドバイスを行い、おやつカレンダーを用意してもらうことにします。ホームヘルパーさんは、アドバイスに沿って食事を提供し、食べてもよい間食を管理栄養士さんに確認して購入し、おやつカレンダーにセットしてもらうことにします。息子さんは、おやつを自分で管理できるところに置いてください。患者さんは、お腹がすいたときはカレンダーに入っているおやつを食べてくださいね。

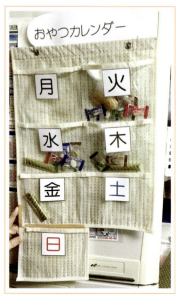

図●おやつカレンダー

まとめ

　ホームヘルプサービスとは、本来ならば患者さんまたはその家族などが行うべき生活活動を代行するサービスであり、部分的に家族と同等の役割を担っている存在だといえます。入院時や外来時の栄養指導では、家族が同席することがありますが、それを踏まえるとホームヘルパーを栄養指導に招くことはごく当たり前の発想です。成果のある指導を求めるのであればなおのこと積極的に参加を促す必要があります。
　通常業務が忙しく同席が難しい場合でも、お互いの時間を調整して連携し合う時間を設けたり、資料提供を行うなどの配慮は、他職種・多職種連携を行ううえで非常に大切な業務です。

そのため管理栄養士も積極的に連携の手を差し出し、在宅支援の輪に加わっていかなければなりません。

私のプチテクニックをご紹介!

ホームヘルパーとの連携では、ヘルパー事業所に出向いて協力をお願いするように心がけています。1人の患者さんに対して複数のホームヘルパーがかかわっており、雇用形態によっては、ほかのホームヘルパーに会うことのない人もいます。そのため、できるだけ多数のホームヘルパーが事業所にいるタイミングや、ヘルパー事業所のサービス提供責任者に協力をお願いするようにしています。また知識提供が必要な場合には、患者指導で用いる資料と同じもので学んでもらう時間をつくることもあります。直接は報酬に結び付かないことですが、管理栄養士側から連携の輪を広げていくことは、管理栄養士の存在や働きを知ってもらうための広報活動にもなっていると思います。

第3章 症例でみえる! ケース別食事指導のコツ

8 料理を家族にまかせきりの患者

公立学校共済組合九州中央病院医療技術部栄養管理科　渡邉啓子（わたなべ・けいこ）

指導のPOINT

料理にかかわることへの障害となっている事柄、自分で料理・食事を管理することの重要性の理解度を確認します。併せて、療養生活のなかでの優先順位と指導者の思いが一致しないことを理解します。糖尿病の特徴として、ほかの病気と比較して治療上求められる自己管理の比率が大きいため、患者さんの行動ステージに着目した指導を心がけ、強制や押しつけをしてはいけません。

料理を家族にまかせている患者さんと、料理を担当する家族の協力体制への思いが、おおむね一致しているかの確認が重要です。具体的で現実的な行動目標（料理へのかかわり）を患者さんとともに考え、患者さんの自己評価につながる指導を行います。さらに、自己管理できている事項と食事・料理と関連づけて指導します。

症例から学ぶ! 食事指導

患者紹介

45歳、男性（会社員）。
家族構成：妻（6時間パートの仕事をしている）、娘2人。
調理担当：妻、ときどき娘。
　42歳の健康診断で高血糖を指摘され、糖尿病内科を受診したところ、2型糖尿病と診断された。

建設業会社の中間管理職であり、週1回は出張で地方に出向いている。定時に帰宅することは少なく、21時すぎの帰宅もたびたびだった。診断時に糖尿病教育入院をしたが、退院後の食事管理は家族にまかせきりだった。昼食や出張時の食事は外食であり、自己管理はほとんどできていない様子である。

指導前にこれだけは確認しよう

　患者紹介の内容からわかることは、就業時間、勤務形態、仕事内容、家庭外の人間関係です。事前に確認しておくべきこととして、病歴、血糖コントロール状況、現病歴、家族構成、身体状況、服薬状況があります。今回の患者さんに確認すべきことは、以下のとおりです。

- 食事状況（自宅および外食時）：時間、食堂・飲食店などの種類と内容。
- 家族関係：家族の食生活、食事をつくる人の能力（本人を含む）、意識・知識・技術、食事を決定する人は誰か、食費、台所の設備、経済状況、親族状況（介護者などはいないか）。
- 健康（糖尿病）に対する知識、意識、感情、情報源、性格、信念。
- 食生活に対する準備状況：改善のためのスキル。
- 医療環境。
- 料理を家族にまかせきりの状況を誰が、どのように変えたいと思っているのか。

実際の食事指導

　患者さんが指導を受ける際に、調理を担当する家族と同伴することは多いです。このときにたびたび遭遇するのが、食事療法をみずから行うべき患者さんと、その支援を担う家族の食事療法の捉え方に食い違いが生じて、すべての食事管理を妻にまかせてしまうパターンです。そして、患者さん自身には食事や料理についての知識がないため、外食時には血糖コントロールが不安定になることもあります。

　指導時には、同席した家族の表情から、どのような支援体制かをうかがい知ることもできます。料理をすべてまかされて食事療養の多くを担わされている家族と、仕事などが忙しく、時間の余裕がない患者さん本人の家族に対する期待の大きさなど、お互いの不満が管理栄養士に向けられることも多く、双方の言い分を聞きながら食事療養について調整することが求められます。仕事中心の生活でストレスの多い患者さんが、食事や料理のことにまでかかわりたくないと思い、食事療法がさらにストレスを増加させる要因になってしまいかねません。調理を担当する妻も、自分の仕事と患者さんの食事管理をすべて行うことへの負担に加えて、患者さんの「まかせきり」という行動に不満がつのり、協力が得られない場合もあります。どのような

会話で進めていけばよいか、一例を示します。

●指導1回目

家　族：私も忙しいのに、主人の食事管理まで手が回りません。すこしは手伝ってくれるか、準備した食事を自分で調整してほしいです。

患　者：仕事で疲れて食事のことまで考える余裕はないよ。料理だって今までしたことがないし、自分がするより慣れてる妻がするほうが効率がよい。俺なりに体重は増やさんようにしてるんだ。出張も多いからそのときは自由にしたらいい。

家　族：本当に、いないときはほっとします。

医療者：患者さんは、食事のことについては、仕事をしていると考えていられないのですね……？　それでは、『食事に関しては料理をつくる奥様にすべてお願いしたい』ということでよかったでしょうか？

患　者：妻も働いているので、そうまではいいませんが、料理はできないというか、つくったことがないんですよ。

家　族：『つくる』といったこともないよね。

医療者：自宅で食事をする場合、外食をどのようにとったかで調整する必要があります。患者さんは昼食はどのようなものを召し上がっていますか？　それを奥様にどのように伝えていますか？

患　者：そういえば、何を食べてるかあまりいわなかったなあ。

家　族：そうですよ、夜だけちゃんとしてもよくなるはずないよ。

医療者：まだ料理をしたこともないのですね？　自宅以外で食べる場所や時間も、糖尿病の治療を考えるうえで大事なことです。食事の内容も含めてメールなどで奥様に伝える、またはしばらく手帳に記録してみるというのはどうでしょう。その傾向がわかれば、奥様も料理をつくりやすくなるのではないでしょうか。

家　族：急に連絡をもらっても、すぐに夕食に間に合わせることはできないかもしれません。

患　者：食べるパターンは、コンビニか会社の食堂しかないから、朝出るときに伝えるようにしましょうか。前の日に食堂のメニューを見てきます。

医療者：いいですね、少しずつ始めてみましょう。

●指導2回目

家　族：食べたものを教えてくれるので、昼に肉を食べたときは夜は魚とかにするようにしました。野菜の量もだいたいですけど「小鉢1つ」など教えてくれるようになりま

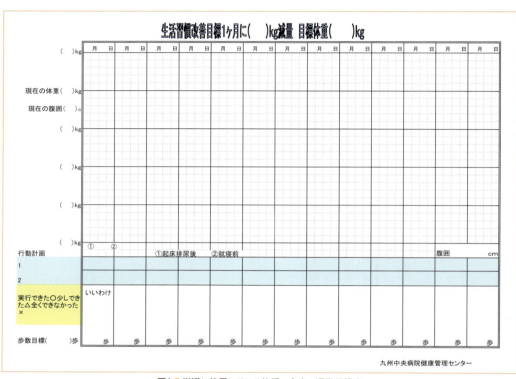

図1 ● 指導に使用している体重・食事・運動記録表

した。
患　者：考えてつくるのは大変やね……伝えるのも大変やし、でも妻に連絡したあとは間食もできん。間食をせんようになった。時間はないけど、そばやうどんくらいならつくるのを手伝えるかもしれない。

医療者：つくってみようという気になりましたか？

患　者：進んではしたくないけど。食べるのは簡単やけど、準備するのは大変だなと思って……食事記録（図1）をしてみたら、いろいろと工夫をしてくれているのがわかってね。

このような会話には「傾聴」「共感」「受容」といったコーチングスキルが役に立ちます。傾聴とは相手の話に関心をもって、耳を傾けて聞くことです。共感とは言葉や表情や態度などで、相手の感じ方や気持ちを相手の立場になって感じたり理解する作業です。治療者が経験した感情などと合致したことを確認して「わかる」ではないことに注意しなければなりません。受容とは無条件の肯定配慮です。患者さんのどのような発言や態度にも無条件に肯定的な態度を示

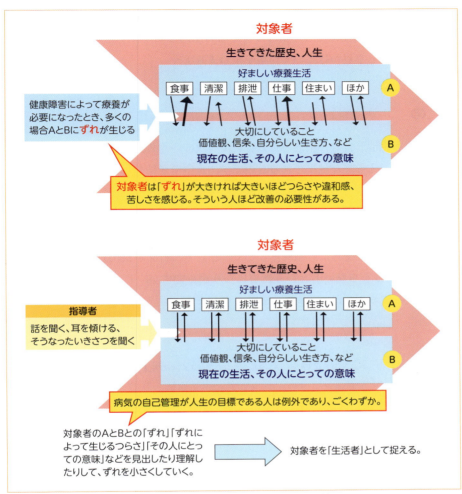

図2 ● 患者指導のコツ（文献1を参考に筆者作成）

すことによって、患者さんは「存在しつづけてよい存在」であると認められる感覚を得ると、基本的な信頼感につながる心理的安全感をもち、自己と向き合う準備状態をつくることができます。

継続指導に向けての注意点

患者さん自身の療養生活に対する思いと支援する家族の気持ちを、自然な形で調整していくコーチングスキルが求められます。あくまでも管理栄養士は助言者であり、実際の行動を起こすのは患者さんと家族です。じっくりと思いを受け止めて、どうすれば患者さん自身の優先順

位や家族の支援との調整がつくかを、一緒に考えることが継続支援につながります。早く解決したいという気持ちを前面に出した指導は、中断の原因となります。1回では解決しないことを理解し、できることを見つけていく作業を重ねましょう。

まとめ

　患者さんは療養生活と自身の生活の折り合いをつけていく必要がありますが、糖尿病に関連した厄介な感情や考えも呼び覚まされるものです。食事や運動を実行することよりも、しなかった罪悪感を意識の片隅に感じながら、糖尿病に関連した厄介な考えや感情を避けようとすることに対処することが、もっとも厄介なものになってしまいます。このずれを少しずつ修正していくことが患者指導のコツといえます（図2）。苦手なことを避けたい気持ちに共感し、患者さんを支える家族の気持ちにも触れることで、患者さん自身が変化していくことを支援します。「こうでなければならない」という指導になりがちですが、じっくりと時間をかけて患者さんの思いを共有することが、解決への近道になります。

引用・参考文献
1）稲葉佳江ほか編. "メンタルヘルスのアセスメント：メンタルヘルスのアセスメントの方法". 看護ヘルスアセスメント, 東京, メヂカルフレンド社, 2011, 247-66.

第3章 症例でみえる! ケース別食事指導のコツ

9 家族の食事をつくるため、自身の食事にまで気がまわらないという患者

天理よろづ相談所病院栄養部 　森川久恵（もりかわ・ひさえ）

POINT 指導のポイント

　まずは家族の協力が得られているかを確かめます。そして患者さんだけでなく患者家族が抱いている思いに耳を傾け、その思いを皆で共有しましょう。特別に患者さんがしっかり意識をしなくても、患者さん自身の食事が自然と適切な食事量に近づくような方法はないか、話のなかから探っていきます。
　自分の食事に目を向けられない（向けたくなくなるような）特別な理由が患者さんの心のどこかに隠れていないかという点についても、頭の片隅に置きながら、患者さんの話をじっくり聞きます。

症例から学ぶ! 食事指導

患者紹介

Aさん、62歳、女性、主婦、2型糖尿病。身長148cm、体重54kg、BMI 24.7kg/m^2、HbA1c 8.4％。
家族：夫と夫の父との3人暮らし。車で20分離れたところに息子家族（息子夫婦、孫2人）が住んでいる。
経緯：経口血糖降下薬のみで経過をみていたが、血糖値の高い状態が続き、体重も増えてきたので、血糖コントロール目的で入院となった。調理者は本人であり、家族から「食事が問題だ」

との指摘あり。栄養指導には夫と息子が同席。

指導前にこれだけは確認しよう

　患者さんや患者家族が気になっていることはなにかを探るため、医療者に対してくり返し語られている話や言葉はないか、主治医や担当看護師に尋ねておきます。また、主治医からみた患者さんの問題点はなにか、看護師からみて患者さんに対して気がかりに思う点はなにか、なども把握しておきましょう。

　この問題点や気がかりについては、必ずしも栄養指導で話さなければならないというものではありません。指導を行う医療者があらかじめ把握することで、栄養指導の話のなかで、医療者の思いと患者さん、患者家族との思いにズレが生じていないかを確認することができます。

実際の食事指導

　主治医からは「認知症の舅の世話があり、食事時間が不規則になってしまうようだ」との連絡がありました。栄養指導を始める前にナースステーションへ行き、担当看護師から「Ａさんの家族が、心配をするあまり、きつい口調で叱責しているのをよくみかけます。家族はお見舞いにもよくきているので、Ａさんに対して無関心ということではないのですが、Ａさんに普段から協力しているのかという点が気がかりです」との話を聞きました。

　栄養指導開始時、Ａさんはにっこりと微笑んでいましたが、Ａさんの息子はイライラした様子であり、Ａさんの夫は冷静ではあるのですが、どことなく呆れているような表情でした。

- -

息　子：管理栄養士さん！ちゃんと母にいってやってくださいよ！

医療者：どうなさったのですか？

息　子：どうもこうもないですよ！結局、こうして入院することになったのも、母自身が悪いのですから。何回も同じことをくり返していて、なんにも反省してない。

患　者：いつも反省してるのよ。でも、ついつい……。

息　子：その「ついつい」がだめだっていってるだろ。

患者夫：私からみても、自業自得とは思いますけどね。

医療者：どの点について、自業自得だと思うのですか？

患者夫：なんでも料理をつくりすぎるのですよ。昔の大所帯のころからの癖なんだと思うんですけどね。

患　者：そうなんです。「なんでもたくさんつくりすぎだ！」っていつも怒られているので

すけど、ちょっとだけつくるのってなかなか難しくて。それに、ちょっとだけだと全然おいしくできないでしょ。だからどーんって大きなお鍋でつくっちゃうんですよね。

息　子：それで、いつも「何人前つくったんだ？」「誰が食べるんだ？」って怒るのです。

患　者：だってそんなこというけど、お父ちゃん（夫）にお腹いっぱい食べさせてあげないとかわいそうでしょ。それに、おじいちゃん（舅）にいつ手を取られてしまうかなんてわからないもの。たくさんつくりおきしておかないと、時間になっても食事が用意されていないっていうことになっちゃうわよ。たまにあなたたち（息子家族）が来たときだって、足りないと感じさせたら申し訳ないじゃないの。

息　子：そんなこといって、いっぱい余らせて。それで、余りのもののおかずがまだいっぱいあるのに、お母ちゃんはまた新しいおかずをどーんってつくるだろ。お母ちゃんは余りものも食べるし、新しくつくった料理もしっかり食べているよね。そのくり返しで、結局お母ちゃんは食べすぎて、太ってしまって、血糖が下がらなくなって、今回みたいに入院しなくちゃいけなくなるんだよ。

患　者：つくりすぎというのは、わかっているのだけど……。なかなか昔からの癖は治せないのよ。しかもバタバタした毎日で、おじいちゃんのお世話や買い物などの合間に流し込むように食べるという感じなのよね。

医療者：Aさんは、自分の食事時間もゆっくりとれないくらい、忙しい毎日を送っている様子がよくわかりました。それにAさんは、「つくりすぎないようにしないといけない」と思いながらも、昔からの習慣でたくさんつくってしまうのですね。

患　者：ええ。本当に悪い癖だと思うのですけど。

息　子：うちの家族がお母ちゃんの家に遊びに行ったら、いっぱい料理をつくりすぎてしまうっていうのなら、もう家に遊びに行けないよ。

患　者：そんな悲しいこと、いわないで。

患者夫：だからね、食べすぎる日もあると思うんだけど、私とおじいちゃんとの3人だけで食べるときには、つくる量を減らしてくれないか？

患　者：だって、あなたはたくさん食べないと元気になれないでしょ。

患者夫：たくさん、たくさんっていうけどね、もう70歳も近くなってきたら、20歳代のときのような食欲はないよ。

患　者：そうね……。

医療者：Aさんはお料理が得意なほうなんですか？

患　者：ええ。どちらかというと得意ですね。結婚して間がないころにね、姑にいっぱい教わったの。煮ものはご近所に配っても大好評なのよ。

医療者：もしかして、普段使用しているお鍋は、昔から使っているものですか？

患　者：そうなの。少し焦げが残ってる程度でどこも悪くなってないから、嫁入り道具をそのまま使っているのよ。

医療者：うわぁ、すごい！ ではそのお鍋には、昔の思い出もいっぱい詰まっているのですね。

患　者：ほんとほんと。お料理をしているときには、昔を思い出すのよ。

医療者：今の話を伺って、どうしてもＡさんがお料理をつくりすぎてしまう原因が一つ見つかった気がします。

息　子：気持ちでしょ。気をつけようと心から思ってないんだ。

医療者：いえいえ、気持ち以外の原因です。それは、その「お鍋」です。

患　者：え？ お鍋がだめなの？ 古いとダメのなの？

医療者：新しいとか古いとかの問題ではないのです。実はお鍋の大きさが原因なのではないかと思ったのですが、いかがですか？

患者夫：確かに。直径が30cmくらいある鍋が、家でいちばん小さいくらいだよな。

患　者：そうね。大きなものだと、炊き出しができるくらいのものもあるわ。

医療者：そうなんですね。大きなお鍋で少量のお料理をつくるのは、当院のベテラン調理師でも至難の業です。煮ものだとすぐに焦げつくし、汁気は早く蒸発しちゃうのに中まで味が染み込まなくて、おいしくつくれないのですよね。

患　者：そうなんですよ！ それで、ついたくさんつくっちゃうんです。

息　子：へぇ！ じゃあ、小さなお鍋だったら、少なくても上手につくれるのですか？

医療者：そうなんですよ。

患　者：でも、つくりがいがなくて、もの足りないねぇ……。

患者夫：そうかもしれないけれど、私も「体重管理をしなければいけない」っていわれてるから、私のためにもつくりすぎないようにしてもらえると、助かるんだけどなぁ。

患　者：そうよね……。私たちもいつまでも若くないものね。

息　子：小さなお鍋くらいなら、買ってきてあげるよ。

患　者：まぁ、うれしい。そんなこといってくれるなんてねぇ。そうしたら、今までのお鍋は息子家族が来たときに使うことにして、普段は新しく買ってもらったお鍋でつくろうかしらね。新しいお鍋でいろんな料理を毎日つくっていたら、新しい思い出ができるかしらね。

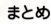
まとめ

　Aさんの息子の怒りから始まった栄養指導でした。栄養指導前に看護師から聞いた情報どおり、Aさんの家族はAさんのことをたいへん心配していて、でもどうにもしてあげられないことにもどかしさがあったのかもしれません。しかし、Aさんが「思い入れのある鍋である」と話したときには、家族の昔の思い出を皆で共有したような雰囲気がありました。

　今回の栄養指導では聞いていませんが、「自分の食事に気が回らないほど忙しい」という患者さんのなかには、無意識に食べてしまっていることもあるかもしれません。そこで、家に常備している食べ物はあるのか、手の届きやすいところに置いてあるのかなども聞いてみましょう。無意識の摂取をなくすだけで、間食の摂取量を減らすことにつながる場合もあります。

第3章 症例でみえる！ケース別食事指導のコツ

10 炭水化物を減らしすぎている患者

天理よろづ相談所病院栄養部　森川久恵（もりかわ・ひさえ）

POINT 指導のポイント

　日本糖尿病学会が推奨している炭水化物摂取量は、指示エネルギー量の50〜60％です。患者さんの自己判断によって極端な低炭水化物食を行っている場合には、治療薬の薬効などの影響のため、低血糖を起こす可能性が高くなります。また、栄養バランスの崩れから高血糖が続いたり、脂質の代謝異常や体重増加につながったりする場合もあります。

　指導時には、頭ごなしに「低炭水化物食はしてはいけない」というように、患者さんの考えを真っ向から否定するような言い方をしてはいけません。患者さんが炭水化物を減らしている理由を聞き、低炭水化物食を実行した結果、患者さんの体がどのようになったのかを振り返りましょう。

症例から学ぶ！食事指導

患者紹介

Aさん、37歳、男性、事務職。身長175cm、体重78kg、BMI 25.4kg/m²。
家族：妻、娘（10歳）と3人暮らし。
経緯：28歳のときに会社の健康診断で糖尿病を指摘された。インスリン療法開始となり外来定期受診を継続するも、血糖コントロール不良が続き倦怠感も出現したため、血糖コントロー

ル目的で入院となった。調理者は妻で、患者さんの体調管理に対して、とても熱心に取り組んでいる印象。栄養指導には、妻が同席した。

指導前にこれだけは確認しよう

　炭水化物の摂取を減らす理由を探りましょう。テレビや雑誌などの情報を信じて、炭水化物の摂取を極端に減らしている場合があります。もしかしたら、炭水化物の摂取による食後血糖の上昇が怖くて、ごはんを食べられなくなっているのかもしれません。

　炭水化物を減らした食事で、満腹感が得られているのか、強い空腹感を感じることはないかを探ります。空腹感がない場合には、主食のごはんを食べない代わりに、おかずとなる肉や魚などの料理を満腹になるまでたくさん食べているかもしれません。

　今の食事が自分の体に合っているかどうかを患者さん自身の目で確かめてもらう必要があります。指導では、これまでの体重の変化や血糖値の変動を、患者さんと一緒に確認してください。それらの値を、炭水化物を減らした食事をとりつづけた結果としてとらえ、患者さんはその結果をみてどのように感じるのかを尋ねてみましょう。

実際の食事指導

　患者さん、その妻ともに和やかな雰囲気です。互いを思いやる気持ちがにじみ出ているような印象でした。

- -

医療者：病院の食事を食べてみて、どのように感じていますか？

患　者：とにかく驚きました。家で食べていたごはんは、病院の食事と比べて3分の1程度です。小さな子ども用茶碗に軽く1杯程度しか食べていませんでした。家では「食べることをがまんする」ことが多かったのに、病院では不思議とお腹がすかないから、つらくないんです。

患者妻：私も病院の食事をみてびっくりしました。ごはんは家のほうが少なかったのですが、おかずの量はもっと多く食べていました。「糖尿病だったらごはんを食べるのがよくない」と思って、ぐっと減らしたんです。でもお腹がすくとかわいそうだから、おかずをいっぱいつくって食べてもらっていました。

医療者：確かにその点は大きく違いますね。

患者妻：私、「健康になる」ためにはなんでもしようと思って、いろいろ勉強しているのです。ナッツ類やオリーブ油も、糖尿病にはよいからたくさん食べられると何かの記事に

第3章　症例でみえる！ケース別食事指導のコツ

書いてあったので、退院したらぜひ取り入れようと思っているのです。

医療者：奥様は、ご主人のために一生懸命食事のことを調べているのですね。奥様はこのようにおっしゃっていますが、Ａさんはこのナッツ類やオリーブ油について、どのようにお考えですか？

患　者：いやぁ……。たくさん食べられるのだったらうれしいけど、病院の食事には全然出てこない食品なので、あまり食べられないものなのではないかと思いますが、違いますか？

患者妻：え！ そうなの？ 体によいのじゃないの？

医療者：Ａさんがおっしゃるとおり、病院ではあまり出てこないですね。

患者妻：え？ これも間違いなの？

医療者：そうですね。ナッツ類でもオリーブ油でも、何であっても「いくらでも食べてもよい」という食品ではないですね。もしかして奥様が勉強したのは、「炭水化物を減らして、糖尿病を治す」というような表現をしている記事ではありませんでしたか？

患者妻：そうです、そうです。糖尿病は治らない病気だということはよくわかっているのですが、「もし治せるのだったら……」と思って、がんばっていたんです。

患　者：自分は、食事のことはなにもわからないので、妻に任せていました。一生懸命勉強してくれて、自分のために食事を用意してくれているので、感謝しかないです。でも今の自分は全然お腹がすかないから、「ほかに何かを食べないと気が済まない」という状態ではないのです。（妻に向かって）だから、そんなに気にしてくれなくても大丈夫だよ。

患者妻：「お腹がすくとかわいそう」というのがつねに頭にあって、つい「いくらでも食べてよいもの」を探してしまっていました。テレビや雑誌などでいわれていることをうのみにしてはいけないですね。ここで聞いてみてよかった！

医療者：新しい発見があってよかったですね！ では、ちょっと考えてみたいと思うのですが、Ａさんはどうして今、あまりお腹がすかないのだと思いますか？

患　者：どうしてだろう？ 入院中のほうが普段より動いていないというのもあるかもしれないし……。いや、でもごはんの量だろうな。ごはんをしっかり食べると、満腹感が得られる気がするのです。おかずをたくさん食べているときは、おいしいし「もっともっと！」っていっぱい食べてしまう。でもごはんをしっかり食べたら、おかずはそれほどなくても満腹になるから、満足感がある気がするな。

患者妻：じつをいうと、主人の分だけごはんを減らしていたのです。私や娘は糖尿病じゃないからって、お茶碗1杯分のごはんを食べていました。よく考えてみたら、私だってごはんを減らしていたら、もの足りなさを感じると思うわ。これからは病院のよ

148　糖尿病ケア2018 秋季増刊

うにしっかり食べてもらえるよう、さっそく通常の大きさのお茶碗を用意するね。

医療者：それから、もう一つ考えてみましょう。Ａさん、入院したときに行った血液検査の結果をみてみましょう。血糖値のほかに異常な値になっているものはありますか？

患　者：（検査結果を見ながら）ええっと……あった！ 中性脂肪とコレステロールが高いですね。

医療者：そうですね。ごはんを減らして肉や魚などのおかずが増えたことによって、血糖はずっと高く、脂質の代謝に異常が出てきてしまっているようです。

患　者：本当だなぁ。なるほど、これで納得した！ なぜ、脂質の異常が続くのかがわからなかったのです。退院したら、いったん病院と同じ食事量でやってみて、血糖値や脂質が正常値になるか、試してみたいな。

Ａさんは、管理栄養士から低炭水化物食を行ううえでのリスクの説明を受け、低炭水化物食を中止することを決定しました。もし低炭水化物食のリスクを知っても、なお患者さん本人が「低炭水化物食による食事療法を続けて行いたい」と考える場合には、自己判断で行うのではなく、きちんと主治医に相談するように伝えましょう。主治医が了解のうえ、低炭水化物食による食事療法を行う場合には、通常の診察間隔よりも短くするなどして、患者さんの体調に異変が生じていないかを、主治医とともに患者さん自身でもこまめに確認していく必要があります。

まとめ

Ａさん自身、当初は「食事のことにはそれほど興味ない」というそぶりをみせていました。しかし、入院中の食事と今までの食事との比較や、満腹感などの感覚の違いをＡさんに尋ねることで、食事療法の主体がＡさん自身であるということに少しずつ気づいてきた様子でした。

一方、妻は食事療法に熱心なあまり、いろいろな情報をうのみにしてしまう傾向がみられました。見聞きしたさまざまな情報が正しいものなのかどうかを、患者さんや患者家族が判断するのは非常に難しいものです。専門的な知識をもつ医療者に相談し、医療者から正しい知識を伝えてもらうことで、多種多様の情報に惑わされることなく、患者さんの体に合った食事療法を続けることができるようになります。

今後も続けて医療者に相談してもらうためには、患者さんや患者家族と医療者とのあいだに信頼関係が必要です。Ａさんの妻のように「聞いてよかった」と安心してもらうために、医療者は患者さんへの情報の伝え方には十分注意をしていかなければなりません。患者さん自身で行動を選択できるように、決して患者さんや患者家族を否定せず、わかりやすい言葉で情報を提示するようにしましょう。

第3章　症例でみえる！ ケース別食事指導のコツ

糖尿病ケア2018 秋季増刊　**149**

私のプチテクニックをご紹介!

「くだものは甘いから全然食べないようにしているけれども、ピーナッツなら一袋でもぺろりと食べてしまう」というように、患者さんはある食べ物を食べることを極端に怖がって食べないようにする一方で、「食べたい」意欲が強くて、食べすぎたらだめだと思いつつも、ついつい多く食べてしまっていることがあります。こんなときには、よく食べている食べ物のエネルギー量を、カロリーブックを用いて写真とともに数値を伝えるだけではなく、患者さんが食べないようにしている食べ物に置き換えたらどのくらいの量になるかを提示するようにしてみてください。

つまり、「このピーナッツ一袋を食べると800kcal程度です。ちょうどバナナ10本分と同じくらいのエネルギー量になりますよ」というように、食品分類は関係なく、置き換えて量を提示します。この方法だと、患者さんは強い衝撃を受けて「食べる量を考えないといけないな」と思ってもらいやすいです。

第3章 症例でみえる! ケース別食事指導のコツ

11 健康食品に興味がある・使っているという患者

加藤内科クリニック(葛飾)管理栄養士　加藤則子(かとう・のりこ)

指導のポイント

　医療者は、患者さんがサプリメント・栄養補助食品・特定保健用食品(トクホ)などを使用しているときに、何を目的としているかをあきらかにする必要があります。いわゆる「健康食品」を購入して摂取する目的の多くは健康でいたいからでしょう。腰痛などの症状緩和や、目が悪くならないために利用する人もいます。最近は、スポーツの能力向上のためにプロテインやアミノ酸、ビタミン・ミネラルのサプリメントをとる人が増えています。当院の調査でも、多くの患者さんがサプリメントや健康食品を使用していました。費用対効果を考え、腎機能や肝機能に変化がないかも確認します。健康食品やサプリメントを使っている患者さんを否定するのではなく、「あなたにとっての効果はどうなのか」を一緒に考えてみましょう。

症例から学ぶ! 食事指導

患者紹介

　60歳代、女性。2型糖尿病、薬物療法なし。脂質異常症（家族性高コレステロール血症）。145cm、47kg、BMI 22.3kg/m²。夫と2人暮らし。自営業。
　夫の心臓病の担当医を信頼しているが、脂質異常症治療薬などは飲みたがらない。以前、薬を飲んで湿疹が出たことがある。あるサプリメントを10年以上前から飲み、そのサプリメン

トを出している会社の栄養カウンセラーの資格ももっている。「自分の食事は完璧であり、栄養指導を受ける必要はない」と話す。

HbA1c 6.8％、総コレステロール330mg/dL、LDLコレステロール238mg/dL。スタチンが処方されていたが、薬は飲んでいなかったという。

指導前にこれだけは確認しよう

患者さんは「自分が正しい」と思っています。医師の言うことは聞きますが、医師以外の医療スタッフは信用しません。自己を否定されることをもっとも嫌がり、強い口調になる人もいます。患者さんがどのような効能のサプリメントや健康食品を摂取しているのか、販売製造会社は信頼できるか、誰から紹介されたのか、費用はどのくらいか、肝・腎機能に異常はないか、何のために飲んでいるのか、などを笑顔で聞きましょう。

実際の食事指導

指導開始時には、何か一つよいことを見つけて褒めることで、患者さんに聞く耳をもってもらいスムーズにすすめられます。「いつも声に張りがあってよいですね」「今日の洋服の色は季節にマッチしていてすてきですね」など、心から感じたことを伝えます。逆に、相手を否定することは言わないように注意します。

医療者：こんにちは、お変わりありませんか？

患　者：ありません。忙しいのです。

医療者：お忙しいところすみませんが、診察の順番がくるまでのあいだ、食事のアンケートにご協力をお願いします。

食物摂取頻度調査（FFQg）を聞き取りで行ったところ、食事は野菜中心で、肉は少ししか食べないということでした。食事は1日2食、13時と19時に食べると決めています。朝は野菜とフルーツのスムージーで、飲みものはサプリメント会社が販売する水を飲んでいるそうです。

医療者：FFQgの分析では、摂取エネルギー1,008kcal、食塩5.9g、炭水化物137g（エネルギー比55％）、食物繊維は10.5g。食塩は薄味を心がけていてよいですね。肉より魚の摂取量が多いことはよいのですが、穀物エネルギー比が50％欲しいところ、40％と少ないです。運動量も今より10分多く歩くようにするともっとよくなると

思います。

患　者：このところ、夜テレビを見ていて睡眠不足なの。それにたまたま外食が多かっただ
けよ。

食事についてくわしく話を聞くと、患者さんの夫も少食であるため、料理はあまりつくらな
いそうです。しかし、自宅の庭で野菜をつくっており、それで十分野菜を食べていると言いま
す。また、乳製品が嫌いだそうです。運動については、ヨガのレッスンを月3回受けているの
で運動はできており、ウォーキングはやる予定だが忙しいと話します。ほかにも歯が痛い、足
が痛くなったなど運動のできない理由が次々と出てきました。また、採血検査は今回希望しな
いとのことです。

患者さんに肥満はないため、できればもうすこし多くの品目を食べてほしいです。乳製品嫌
いからくるカルシウム不足もあるため、小魚・青菜・海藻類で代用したほうがよいと考えます。
「今日の結果は参考程度にしてください。もしできれば、朝のスムージーに豆乳などのたんぱ
く質を入れたり、こまつなとひじきのごま和えなどを食べるとよいですね」とアドバイスしま
した。患者さんは「自分の食事を変えるつもりはない」と話しますが、すこしは聞いてくれる
のではという思いで介入を終えます。改善があったか確認はできませんが、問題点は記録に残し、
通院が継続されていたら、半年後に改めて確認します。ポイントは無理強いしないことです。

食物摂取頻度調査やアンケートなど、直接食事を聞きとる以外の方法でアプローチするのも
有効です。結果をもとに不足する栄養素を伝え、それを補う食品や献立を紹介します。

患者さんがサプリメントを使っているときの注意点

サプリメントは、疾病のない人が病気にならないために飲む製品です。そのため、患者さん
には「糖尿病の人が血糖値の上昇を抑えるためや、ましてや糖尿病が治ると思って使うのは無
理だと思ってください」と説明します。保険診療で出される薬剤は効果が証明されていますが、
サプリメントは必ずしも十分な効果が得られるわけではありません。

サプリメントには、食品由来の抽出物や、医薬品としての効果が確かめられている物質を入
れている商品、抗酸化作用などの効果効能が動物実験で証明されている商品もあります。ただ
し、薬ではないので高額です。

症例の患者さんは10年以上同じサプリメントを利用していますが、サプリメントは効果に
個人差があると考えます。もし、患者さんが使ってみたいサプリメントがあるならば、医療者
が製造元を確認するとよいでしょう。使っても効果がわからなかったら「やめるほうがよい」
と説明できます。

第3章 症例でみえる！ケース別食事指導のコツ

糖尿病ケア2018 秋季増刊　**153**

また、家計に影響するような高額の商品はやめるべきです。「複数買えばお得」という商品もやめたほうがよいと思います。トクホの商品の場合、効果効能が値段と見合っているかを確認し、たとえば食物繊維入りの商品の場合、「食物繊維のみの商品のほうが安くて得です」と説明します。また、同じ食物繊維であっても、原材料の違いにより多少効果が異なります。便秘解消や食後高血糖の抑制など、自分の目標をはっきりさせることが大切でしょう。

　薬物療法をしていない患者さんや、食後高血糖だけの人、耐糖能異常の人であれば、1日のうちでビッグミール（たくさん糖質をとる食事）のときに、食事と一緒に食物繊維の粉末を使う方法もあります。また、青汁粉末には食物繊維が添加されている商品もあるので、野菜がなかなか食べられない人へは利用をすすめています。野菜摂取不足の場合には、ビタミンAもとれるため有効です。粉末青汁は1回約50円と安価で、常温で保存でき、持ち運びも便利です。

　ただし、腎機能が低下している場合、高カリウム血症になることがあるため注意が必要です。また、ワーファリンカリウムを服用している人や甲状腺機能亢進症の人は、クロレラなどは薬の効果を下げるため使えません。患者さんごとに、ほかにどのような疾患があるか、併用薬は何かなど、薬剤師とも情報共有し確認することが重要です。

健康食品のとりすぎが体重に影響を与えることも

　一般的に「健康食品には害がない、トクホの炭酸飲料は飲んでよい」と思っている人がいます。しかし、たとえば「ゼロカロリー」という表示の飲料は、100mL当たり4kcalのエネルギーがあってもよいため、たくさん飲めば糖質量も増えることを説明し、理解してもらいましょう。500mLでは20kcal、肥満の患者さんは2Lぐらい簡単に飲んでしまいます。さらに「ゼロカロリー」であっても、甘い飲料を飲むとさらに甘いものが欲しくなり、体重は減らない人が多いです。ほかにも「脂肪を燃焼させる」という表示の飲料を、散歩など運動のたびに500mLずつ飲み、逆に体重が増えてしまった患者さんを経験しています。花粉の多い時期には、ヨーグルトドリンクを飲む患者さんも増えます。ドリンクタイプのヨーグルトは、スプーンで食べるヨーグルトに比べて砂糖など糖質が多いので注意しましょう。

私の**プチ**テクニックをご紹介！

栄養指導を始めるとき、まずは挨拶をして、「お変わりありませんか？　体調はいかがですか？」と聞きます。歯の治療や便秘、腰痛などさまざまな要因が血糖コントロールに影響するからです。退職後の人や妻に先立たれて食事がすっかり変わってしまった人など、環境の変化をチェックすることが重要です。いきなり食事の話を始めても、患者さんの心は開けません。患者さんから聞きとったことを指導録に記載しておけば、次の指導時に話題をつなげることもできます。また、聞きとった食事内容はできるだけすぐに栄養分析し、紙で結果を渡します。形に残るものがあったほうが、患者さんの満足度を高めるでしょう。

また、つい重箱の隅をつつくような指導になってしまうため、「あなたに不足しがちな栄養素は〇〇です。このような料理をこのときに食べるのはどうですか」というように大まかに説明します。糖尿病患者さんの場合は、糖質・食物繊維・たんぱく質・脂質のバランスを毎食考えることが必要なので、それを伝えます。最後に「話ができて楽しかった」と伝え、次回までの目標を一緒に考えるように努めています。

第3章　症例でみえる！ ケース別食事指導のコツ

糖尿病ケア2018 秋季増刊　**155**

第3章 症例でみえる！ケース別食事指導のコツ

12 外食・中食がメインだという患者

静岡赤十字病院栄養課　伊藤敦子（いとう・あつこ）
静岡赤十字病院栄養課栄養課長　梅木幹子（うめき・みきこ）

POINT 指導のポイント

　外食・中食がメインの患者さんの場合は、調理ができない理由を事前に下調べしておくことが必要です。食生活の現状を理解し、外食・中食を否定することは決してしないことが大切です。管理栄養士が軽はずみに「外食は野菜が少なく、塩分が高いです」などと否定するようなことを話してしまうと、患者さんは「外食はダメなのか？ 自分で調理しなければいけないの？ これからどうしたらよいのだろう？」と頭のなかが混乱してしまいます。できるだけ現状の食生活を大きく変えるような指導は避け、外食・中食がメインであったとしても糖尿病の食事療法は十分可能であることを説明します。
　調理ができない患者さんの場合は、「簡単な調理ならできるでしょ」などと勝手な先入観で無理じいをしないように気をつけます。あくまでも患者さんが主役ですから、少しでもがんばっていることを褒めるようにし、継続指導に導けるよう、リラックスした雰囲気づくりをすることも欠かせません。

症例から学ぶ！食事指導

患者紹介

Aさん、38歳、男性。身長160cm、体重67.5kg、BMI 26.3kg/m²。
家族：独身で、母、姉と3人暮らし。

156　糖尿病ケア2018 秋季増刊

診断名：2型糖尿病、狭心症、高中性脂肪（TG）血症、脂質異常症。

検査データ：空腹時血糖129mg/dL、HbA1c 6.0％、TG 1,109mg/dL、HDLコレステロール2.8mg/dL、nonHDLコレステロール182mg/dL。

背景：5か月前より左胸痛があり総合病院を受診。ニトログリセリンを処方され症状は改善していたが、数か月前より胸痛、息切れ、睡眠時の動悸の回数が増え、深夜に耐えられない胸痛が起こり当院へ救急搬送され、3日間の入院となった。仕事は警備員で、8時間屋外で立ちつづける仕事のため体力の消耗は激しく、通勤にも車で約2時間かかる。5時起床、23時就寝。運動はできていない。母、姉と3人暮らしだが、家庭の事情で食事はすべて外食と中食でとっている。

食事時間と食事内容

朝（6時）：牛丼屋の朝定食（並盛ごはん240g、みそ汁、生卵、ポテトサラダ、焼きのり）に小鉢でオクラ浸しを追加。

昼（12時）：ラーメン中華チェーン店のラーメン定食（ラーメン、ごはん、中華惣菜と千切りキャベツ）。

夕（19時）：持ち帰り弁当（親子丼など）＋カップラーメン＋オニオンスライスなど。

間食：毎日22時と25時の2回、菓子パン（小4個入り1袋）。

アルコール：週2回、量は焼酎割り350mL×3〜4缶、そのほかの飲料は緑茶のみ。

実際の食事指導

医療者：出勤時間が早いにもかかわらず、しっかり朝食をとっていることはとてもすばらしいですね。朝定食に野菜も追加し、バランスも考えていますね。

患　者：かならず野菜は食べるようにしています。昼食も、ラーメン定食を頼むと千切りキャベツがおかずに付いています。夕食は家で持ち帰り弁当を食べます。コンビニやスーパーの弁当にする日もあります。朝、牛丼屋に立ち寄るのは週3〜4日で、そのほかの日と休日は家で朝食を食べるので、夕食をスーパーやコンビニの弁当にして、翌日の朝食用の惣菜とパックごはんも一緒に購入しています。

医療者：いろいろ工夫していますね。かならず野菜をとるように意識していることも、たいへんよいことです。食事を食べる順番はいかがですか？

患　者：もちろん野菜から食べています。でも自分くらいの体型だと、野菜はどのくらいの

第3章　症例でみえる！ ケース別食事指導のコツ

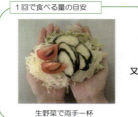
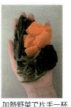

図●「野菜のとり方」の資料

量を食べるのがよいのですか？

医療者：（パンフレット［図］を見せて）手のひらで簡単に量ることができます。

患者：少し足りてなかったかな？

医療者：もし「少なかったな」と思ったら、これからは手のひらを目安に増やしてください。野菜を増やしたら、そのぶん主食を減らすことができるかもしれませんね。「ごはんとラーメン」と炭水化物を重ねて食べていますから、どちらか片方にできるとよいですね。炭水化物のとりすぎは中性脂肪を増やしますから、血糖値がもっと高くなる可能性が出てきます。

患　者：それで中性脂肪が高いのですね。この前は4桁でした。前から高いといわれていましたが、4桁になったのははじめてで、自分でも驚いちゃいましたよ。自分では食事の量は普通だと思っていましたが、やっぱりごはんの食べすぎですか？

医療者：そうですね、主食の量が多く糖質はかなり高めですから、中性脂肪を増やしていた原因と思われます。それと、夜2回の間食も大きく影響しています。夜は内臓も休んでいますから、夜遅く食べることで、脂肪になりやすくなります。

患　者：そうなんですか？「甘いものは、食事のあとに食べるのなら太らない」と聞いたことがあったので、しっかり食事をしたあとだったら大丈夫だと思っていました。夕食後は満腹感を感じないので、毎日欠かさず菓子パンを食べていました。でも、それが中性脂肪を上げる原因だったのですね。

医療者：Aさんは、3食の食事時間帯はとてもよいですから、夜の間食を減らしていくだけでも中性脂肪の値はずいぶん下がると思います。ところで、Aさんは早食いですか？

患　者：超早食いです。毎食10分とかからないです。

医療者：満腹感を得られないのは、満腹中枢がはたらかないうちに食事が終わっているからです。満腹中枢がよくはたらくように、ゆっくりとよくかんで食べるとよいですよ。本日からさっそく、ゆっくり食べることを意識してみませんか？ 食事時間記録表を毎日記入してみてください。急に食べる量を減らすことはストレスに感じるかもしれませんから、無理に量を減らすことを考える前に、まずは食べるスピードをゆっくりにして、満腹中枢をよくはたらかせれば、自然に食べる量は減ってくると思います。

患　者：はい、やってみます。それから、揚げものはがまんしているのですが、たまに1個だけ買ってしまうことがあります。絶対にだめですよね？

医療者：ときどき、1個までなら大丈夫です。Aさんは野菜も毎食とり、揚げものも減らすよう気をつけていますから、おかずの内容を変えるよりも、主食の量を減らすことができれば中性脂肪の値は下がってきます。しかし、Aさんはよいコレステロールの値が低めですから、もう少し高くなるとよいですね。そのためには青魚をとることをおすすめします。

患　者：魚はきらいではありませんが、骨が苦手で食べません。

医療者：缶詰やコンビニのレトルトの魚なら、骨はありません。また、魚は刺身でもよいのですよ。まぐろなら赤身より中トロがおすすめです。魚は脂が多いものを選ぶほうがよいのですよ。

患　者：中トロ、食べてもよいのですか？ 刺身なら簡単ですね。レトルトの魚もコンビニで買えるなんて、弁当にも飽きてきたのでよいことを聞けました。

糖尿病ケア2018 秋季増刊　**159**

医療者：じつは私もコンビニはよく利用します。カット野菜やレトルト惣菜の種類が多く、便利です。弁当に飽きてしまったら、このような食品をいろいろ組み合わせてみてはどうでしょうか？ レパートリーも増えてもっと食事が楽しみになると思います。

まとめ

　患者さんは今後かかりつけ医へ受診することになりました。当院で食事指導は継続できませんが、患者さんの場合は食事療法の知識が少なかっただけで、自分なりに考えて食事をする姿勢はすでにできており、自己管理する力とやる気のある人だと感じました。正しい知識さえ身につけば、改善には時間はかからないと思ったため、決して否定はせず、無理をさせないことをいちばんに心がけ、あえて細かな食事内容の指示は控えめに指導しました。

私のプチテクニックをご紹介！

　やる気になればいくらでも情報を得ることができる現代においては、みずから知識をつけてもらうことで意欲が高まると思います。指導する側はすこしだけその手助けをする程度で、ときどきその患者さんの知識が間違っていないかを確認していくことが重要です。そのための継続指導になるよう導いていくことが望ましいと思います。

　反対に、それが不可能な患者さんや高齢者の場合には、より具体的に料理の選び方や、食べる量を示すことが必要です。話だけでは記憶できない場合が多いため、サンプルを目の前に並べ、視覚から情報を入れることで効果が出ることを狙います。話の内容は忘れてしまっても、実際に店で指導時に見た食品サンプルと同じものを目にすれば、そちらを選んでもらえると思います。

　昨今、外食・中食は多種多様になっています。そのためマニュアルどおりの指導では患者さんに適した指導をすることが難しくなってきています。聞きとりからその患者さんの外食・中食の傾向をスムーズに察知し、一人ひとりに最適なアドバイスができるよう、外食・中食の情報量を増やしておくことが必要です。そのためにも外食チェーン店や、コンビニの弁当・惣菜をつねにリサーチしておくことが大切です。

第3章 症例でみえる！ケース別食事指導のコツ

13 通常の食事を減らしても間食したいという患者

天理よろづ相談所病院栄養部　**森川久恵**（もりかわ・ひさえ）

POINT 指導のポイント

「糖尿病だから間食を食べてはいけない」という指導はしません。糖尿病でも、比較的血糖が安定するような間食の食べ方を提案します。そのためにも、間食として「いつ」「何を」「どのくらい」食べていたのか、もしくは食べたいと思うのかを確認しましょう。そして体重や血糖をモニタリングし、間食の摂取量が適切であるかを判断していきます。

症例から学ぶ！食事指導

患者紹介

65歳、女性、主婦。身長153cm、体重60kg、BMI 25.6kg/m^2。
病歴：47歳で2型糖尿病と診断された。強化インスリン療法を行っているが、HbA1c 9〜10％が半年以上続いている。本人は、毎日欠かさず血糖自己測定の結果と自分が食べたものとをすべてノートに記入し、自分でエネルギー計算を行って、1,200kcalを目安に食事量を調整して食べているといっている。病院では1,400kcalの食事を提供し、全量摂取できている。

指導前にこれだけは確認しよう

　主治医から「入院してからは、薬を変えなくても血糖がどんどん下がってきているので、家での食事が高血糖の原因ではないかと思われる。患者さんが行っているエネルギー計算が間違っていないか、ノートの記録以外に食べているものはないかも踏まえ、血糖コントロールがうまくいかない原因を探ってもらいたい」との依頼がありました。

実際の食事指導

　毎日欠かさずノートに記録すること自体が、患者さんの努力の証です。継続できていることをねぎらいながら、患者さんの問題点を探りましょう。

- -

医療者：Ａさんは、毎日欠かさず血糖値と食べたものをノートに記録していると、主治医や看護師から聞きました。

患　者：そうなのよ。初めて糖尿病といわれたときに、しっかりと勉強したの。食べたものは全部書いて、エネルギー計算をきっちりして、そして血糖値をみればよいって教えてもらったから、ノートだけはちゃんとしないとって。

医療者：ノートを書くだけでも大変なことなのに、それをずっと続けているのは、本当に素晴らしいことですね。

患　者：ノートを書くことは、それほど大変なことだと思ったことはないわ。ただ、ありのままを書くだけだから。でも、主治医や看護師さんに何度も「ほかに食べているものはないですか？」って聞かれるので、私が嘘をついていると思っているのだなって感じるの。私の血糖はよくならないし、体重も全然減らないから、疑われても当然とは思うんだけど、でもこのノートだけは絶対本当なの。ほかに食べてるものなんて、全然ないわ。

医療者：そうなんですね。Ａさんはノートにありのままを書いているのに、医療者からそれを疑われているように感じていたのですね。

患　者：そうなんですよ！

医療者：実は、主治医も看護師もＡさんのノートを疑っているわけではないのです。ただ、これほどまでＡさんががんばっているのに、体重や血糖のコントロールがうまくいかない原因はどこにあるのだろうと悩んでいるのは事実です。

患　者：そうそう。そのことについては私も悩んでいます。

医療者：Ａさんががんばっているにもかかわらず、うまくいかないというのは、もしかしたら、

Aさんの体の状態に合わないようながんばり方をしているのかもしれません。その原因を探るためには、Aさんが記録しているノートがとても役に立ちます。私と一緒にノートをみながら、原因を考えてみませんか？

患　者：そんなことがこのノートからわかるんですか？

医療者：たとえ、はっきりとした答えがみつからないとしても、うまくいくヒントはみつかると思いますよ。

患　者：そうなんですね。私はただ日記のつもりで書くだけだったから、この記録をどう使ったらよいかはわからなかったわ。ぜひみてください。

医療者：ありがとうございます。（ノートをみながら）エネルギー計算は、とても正確ですね！

患　者：合っていますか？　よかった。

医療者：エネルギー量だけではなくて、食べている時間もきっちり記録しているのですね。

患　者：食べる時間だけじゃなくて、インスリン注射の時間もこうして書いておくとよいのかなと思って。

医療者：これはとても参考になりますよ。いくつか確認させてもらいたいのですが、よろしいですか？

患　者：ええ、どうぞ。

医療者：（ノートを指さしながら）この日の夕方18時にインスリンを15単位打っていますね。そのあと食べたものが「きゅうりとレタスのサラダ」となっていますが、これは「夕食にはごはんを食べずに、サラダだけを食べた」ということでよかったですか？

患　者：そうです。

医療者：このような日はよくありますか？

患　者：よくありますよ。なんだか疲れてしまってお腹がすかない日は、こんな感じになります。

医療者：そのあと、なにか体の様子で変に思うようなことはなかったですか？　たとえば、冷や汗が出たり、手が震えたり……。

患　者：ええ。なぜだかわからないけど、気持ち悪くなっちゃって。でも、食べたら治るから、そのときは夫のために買ってあったお菓子などを食べます。あ、この日はまんじゅうでしたね。私、甘いものが大好きなんです。「気持ち悪くなったときは、食べたら治る」とわかっているので、すぐに食べられるものを用意してあるのです。

医療者：なるほど。だからこの日は19時に「まんじゅう」と書いてあるのですね。

患　者：エネルギーはいくらと書いてありますか？

医療者：320kcalとなってますね。

患　者：じゃあ、大きめのまんじゅうを2個食べたのだわ。これはね、近所の人から「珍し

第3章　症例でみえる！　ケース別食事指導のコツ

糖尿病ケア2018 秋季増刊

いものよ」って、なかなか手に入らないような有名なお店のまんじゅうをもらった
のよ。夫は甘いものを食べないし、私一人で食べなければいけないから、残りのま
んじゅうは夫が寝てしまってから、一人でゆっくり食べたのよ。おいしかったわ。

医療者：なるほど。それが、23時の「まんじゅう3個」なのですね。

患　者：甘いものが食べたいときはごはんを食べないようにして、エネルギー調節をちゃん
としているのですよ。だから、この日の翌日は朝食もとっていないでしょ。

医療者：なるほど、確かにそう書かれていますね。こんな日は、インスリン注射はどうして
いますか？

患　者：まったく食べないときは、低血糖になるって聞いているから、インスリンは打って
いませんよ。お昼の食事を1回目の食事として考えて、夕方の食事が2回目で、夜
の23時に食べるのを3回目の食事として考えて、インスリンを打ってから食べる
ようにしているのです。

医療者：なるほど。今までのお話のなかで、今後うまく体重と血糖をコントロールしていく
ためのヒントが出てきました。

患　者：そうなんですか？

医療者：Aさんは、なにも食べないときはインスリンを打たないようにしていますが、野菜
のサラダを食べるときには、ごはんを食べるときと同じ量のインスリンを打ってい
ます。また、そのあと体がおかしいように感じていますが、実際には「食べると治
る」と話していることから考えると、低血糖を起こしていたと思われます。

患　者：え！ あれが低血糖なんですか？

医療者：このときには血糖値を測っていないので「絶対」とはいいきれませんが、食べてい
るものと使っているインスリンの量から考えると、低血糖を起こしていてもおかし
くないと思います。

患　者：食べるものの内容とインスリンの量が関係しているのですね。じゃあ、間食をした
くてごはんを食べずにインスリンをいつもどおりに打っていたのが、だめだってこ
とかしら？

医療者：そういうことになります。「間食をしたらだめ」といっているわけではありません。
「いつ」「なにを」「どれだけ」食べるかということも大切です。

患　者：てっきり、エネルギー量さえ合っていればよいと思っていたわ。食後の口直しにま
んじゅうやくだものを食べるというのはどうかしら？

医療者：食後のデザートとして食べるような食べ方ですね。この方法だと、インスリンの効
果が十分あるうちに食べていることになるので、血糖が安定しやすくなります。

患　者：そうなんですね。これで私の謎も解けたわ。食後にまんじゅうを1個とか、くだも

のを1つとか、量を決めて食べるようにするわ。

まとめ

　患者さんが記録していたノートには、ありのままがすべて書かれており、しかもエネルギー計算はおおむね正しいことが確認できました。その点をAさんにきちんと伝えることで、管理栄養士との関係がぐっと近づいたように思います。

　患者さんは、空腹感によって食事摂取量を変えているにもかかわらず、インスリン製剤の使用量は医師の指示どおり一定量にしていたため、高血糖と低血糖を起こしていたと考えられました。間食を楽しむためには、栄養バランスを考慮した食事を3食摂取することを基本として、間食の時間や食べる量に気を配りながら食べることが大切です。患者さん自身にも体重や血糖をモニタリングしてもらい、医療者とともに、間食の摂取量が適量なのかどうかを判断していきましょう。

第3章 症例でみえる! ケース別食事指導のコツ

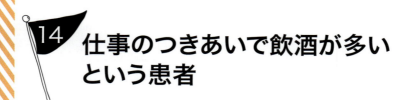

14 仕事のつきあいで飲酒が多いという患者

独立行政法人地域医療機能推進機構徳山中央病院栄養管理室長　田中佳江（たなか・よしえ）

POINT 指導のポイント

　糖尿病患者さんは原則禁酒です。飲酒の条件を満たし主治医の許可がある場合でも、アルコールの摂取は食事の指示エネルギー以外に2単位以内だということを理解してもらいます。また、お酒を飲むときにも食事は1食分（指示エネルギーの3分の1）を目安に、バランスよく食べるようにします。患者さんには「仕事だから仕方がない」という甘えもあるため、本当に飲酒が必要なのか考えてもらえるように導きます。「医療者は理解してくれない」と思っている患者さんも多くいます。継続した指導が行えるように、患者さんの置かれている状況に理解を示し「一緒に考えましょう」という態度で臨みましょう。

症例から学ぶ! 食事指導

患者紹介

　53歳、男性。3年前に糖尿病と診断され近医で治療を受けていたが、職場に近いという理由で当院に紹介となった。身長172cm、体重89kg、BMI 30.0kg/m²。妻と娘2人の4人家族。会社では営業部の管理職。週に1〜2回のペースで、仕事づきあいの飲み会がある。飲み会のときは、居酒屋でビール中ジョッキ2杯、焼酎水割り5杯程度を摂取し、つまみは揚げものやナッツなどが多い。飲み会のない日も自宅で発泡酒350mLを飲み、休肝日はない。HbA1c 8％台、

アルコールのエネルギー一覧（アルコール1g＝7kcal）

アルコール飲料は、糖尿病の治療や合併症の予防上いろいろな悪影響が考えられるため原則禁酒です。また、アルコールはエネルギーにはなりますが、栄養素ではありませんので他の食品との交換はできません。飲酒については、必ず主治医と相談しその指示を守りましょう。

医師が許可した場合 ・・・ 1〜2単位/日以内

	100ml当たりのエネルギー（kcal）	1単位（80kcal）の目安量	備考
ビール	40	200	中ジョッキ 500ml 普通缶350ml ロング缶500ml
発泡酒	45	180	普通缶350ml
焼酎	146	55	水割り1杯（180ml）中 焼酎70ml
日本酒	109	70	1合180ml
ウイスキー	237	30	ダブル60ml
ワイン	73	110	グラスワイン1杯60ml

図1●アルコールのエネルギー一覧

運動の習慣はなし。既往症に脂質異常症、高血圧があり、高血圧は内服薬でコントロール中。

指導前にこれだけは確認しよう

この患者さんは、BMI 30.0kg/m²、HbA1c 8％台、中性脂肪高値を根拠に、アルコール多飲が原因の肥満、血糖コントロール不良、脂質異常症だと考えられます。飲酒の減量とつまみの選び方、自宅での飲酒について、みずから改善策が見いだせるように指導していきます。

実際の食事指導

当院では、フードモデルを用いて食事の栄養素がみえる「食育SATシステム®」を患者指導に活用しています。また、アルコールに含まれるエネルギー量については、資料（図1）を見せながら説明しています。

糖尿病ケア2018 秋季増刊 **167**

患　者：つきあいで飲むのは週に1回かな、2回のときもあります。居酒屋が多いです。気をつかわなくて、ゆっくり話ができますよ。最初は中ジョッキのビール2杯、そのあとは焼酎の水割り5杯くらいは飲みますね。飲むときにはあまり食べないようにしています。お酒を飲むとけっこうカロリーがあるでしょ。シメのラーメンも、糖尿病と言われてから食べるのをがまんしています、本当は大好きなんですけどね。

医療者：以前はラーメンも食べていたのですね。それを食べずにいるのはよいですね。ビールや焼酎など、お酒のカロリーをご存じですか。

患　者：ビールより焼酎のほうがよいと聞いたことはありますが、カロリーは知りません。

医療者：ビールは中ジョッキ1杯200kcal、焼酎は水割り1杯100kcalくらいあります。ビール中ジョッキ2杯と焼酎5杯では合わせて900kcalくらいありますね。食育SATシステム®を使って、カロリー計算をしてみましょう。

　　患者さんに、飲み会で食べているおつまみのフードモデルを選んでもらい計算すると、合計のエネルギーは1,300kcalありました。

患　者：食べるものを抑えても、けっこうカロリーがありますね。自分ではコントロールしているつもりだったのに。

医療者：そうですね。それに、食事をしないでお酒ばかり飲むと、低血糖を起こすこともありますよ。薬物療法をしている人はとくに注意が必要ですね。それに、アルコールにエネルギーはありますが、栄養素はないため食事のかわりにはなりません。

患　者：低血糖はインスリン（製剤）を使う人だけ気をつけたらよいかと思っていました。お酒だけ飲むより、お酒を減らして食事をとるようにしたほうがよいのですね。でも飲まないこともできないし、どうしたらよいでしょう。

医療者：飲みすぎないように、ウーロン茶やノンアルコール飲料を飲むのはどうですか？

患　者：ウーロン茶か……、お酒を飲まない人が同席したときにはよく飲みます。私も焼酎のかわりにウーロン茶を飲むようにするとずいぶん違いますね。

医療者：1日の飲酒量は、主治医の許可があっても1日2単位（160kcal）までです。ビールなら400mLまでですね。お酒はおいしいですし、飲みすぎると「もうやめよう」という気持ちがなくなってきます。「ここまで」と自分で決めた量を守れるかどうかが肝心ですね。

患　者：ビールは400mLまでですか。今までは本当に飲みすぎですね。だから体重も減らないし、血糖値もよくならないのですか？

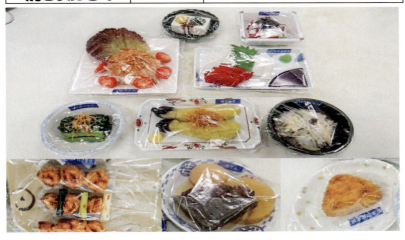

図2 ● おすすめの居酒屋メニュー

居酒屋ではさまざまなメニューが提供されている。患者さんへは、「自分の指示エネルギーに合わせて組み合わせて選びましょう。いつもの食事と同じように野菜料理と魚や肉などのたんぱく源を含んだメニューの組み合わせがおすすめですが、揚げものは少量でも高エネルギーになるため注意が必要です」ということを伝える。

医療者：そうですね。患者さんの場合、アルコール摂取があきらかに過剰なので、そこを改善できれば体重が減って血糖値も改善できると期待しています。

患者：まったく飲まないことはできないけれど、ビールだけにして焼酎をウーロン茶にかえることはできます。検査の結果がよくなれば家族も喜びます。でも、食べるものはどうしたらよいですか？ から揚げやポテトなどの揚げものが多くて、何を食べ

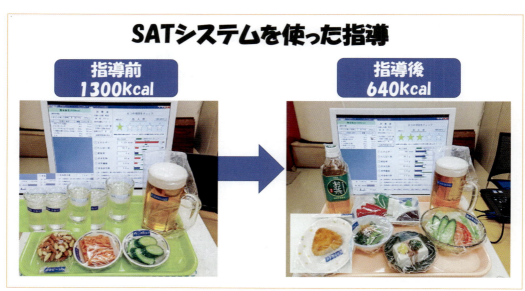

図3 ● 食育SATシステム®を使った指導の前後

  たらよいかわかりません。食べすぎないようには気をつけていますよ。ナッツや漬けものなら大丈夫ですよね。
医療者：アルコールのつまみは、高エネルギー、高たんぱく、高食塩のものが多いですよね。から揚げや漬けものより、サラダや酢のもの、おひたしなどの野菜料理を2〜3品と、刺身や冷や奴など1〜2品を選ぶとよいですね。おすすめのメニュー表を見ながら選んでみてください。また、空腹のままの飲酒はおすすめできません。ゆっくりかみながら食べることで、アルコールを飲むスピードも落ちてくると思いますよ。

 おすすめの居酒屋メニュー表（図2）を見せ、患者さんに再度フードモデルを選んでもらったところ、合計のエネルギーは640kcalとなりました（図3）。

患　者：居酒屋にはメニューもいろいろあるので、そういう料理を注文して食べながら飲むようにします。（食育SATシステム®を確認し）これなら640kcalですし、お腹も満足できますね。
医療者：おつきあいの飲酒については改善できそうですね。では、仕事づきあいのない日は飲酒をしていませんか？
患　者：自宅で夕食をとるときは、発泡酒350mLを1本だけ飲みますね。野菜料理もかならず食べます。

医療者：アルコールの量は1日の範囲内ですね。

患　者：ごはんは食べないようにしています。

医療者：ごはんは食べないのですね。アルコールにエネルギーはありますが、栄養素は含まれていないので、ごはんのかわりにはなりません。ごはんを食べない分カロリーは減っていますが、肝臓の機能を維持するためにも週に2日は休肝日をおすすめします。つきあいの飲酒の回数も多いので、自宅で食事をするときは禁酒するのはどうですか。

患　者：え？ カロリーだけ気をつければよいと思っていたけど、そうではないのですか。すごくお酒を飲みたいということではなく習慣になっているだけなので、家では飲まないようにしましょう。

まとめ

　自己コントロールができなければ、アルコールを飲むことは糖尿病とその合併症の進行を早めます。そのため、糖尿病患者さんにはアルコールを原則として飲まないように指導します。この患者さんのように、飲酒を仕事の一部ととらえていて禁酒を受け入れられない場合、まずは正しい知識を提供して、実行できることを探しましょう。患者さんとは定期的に面談して実践状況を確認し、改善点を継続的に提案していきます。改善できていることを褒めることも忘れないようにします。

私のプチテクニックをご紹介！　食事の大切さは誰もが理解していますが、指導されることは気がすすまないことが多いようです。「だめだと言われると思っていました」という言葉が、後ろ向きな意味ではなく、前向きな意味になって表れるような指導を行っています。患者さんの心理を想像し、確認しながら共感し、食べること、飲むことの楽しさを忘れない、治療のためだけの食事管理にならないような、それぞれの患者さんに合った食事の楽しみ方を提案しています。

第4章

写真入りで
患者指導につかえる!
中食・外食おすすめメニューと
食べ方のコツ

第4章 写真入りで患者指導につかえる！
中食・外食おすすめメニューと食べ方のコツ

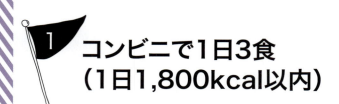

1 コンビニで1日3食（1日1,800kcal以内）

滋賀医科大学医学部附属病院栄養治療部主任管理栄養士　栗原美香（くりはら・みか）

コンビニでの食事の選び方

　24時間営業しているコンビニエンスストア（コンビニ）は、私たちの生活にとって非常に身近なものとなっています。また、独居の高齢者や若い人では、毎日の食事にコンビニを利用している人も増えてきています。コンビニは、めん類や丼もの、おにぎり、デザートなど炭水化物の品ぞろえは豊富ですが、たんぱく源となるメニューは少ない傾向があります。単品メニューにたんぱく源となるゆで卵や冷や奴をつけたり、お弁当を選ぶことをすすめましょう。

　また、満腹感を得るために炭水化物の単品メニューを中心に摂取し、糖質過多、エネルギーオーバーとなり血糖値が乱れる患者さんも多いため、野菜の摂取を促すことが重要です。

　最近は、和えものやサラダなど選択肢が増えていますが、やはり金銭的に敬遠されがちです。そこで、比較的コストパフォーマンスのよいカットサラダなどを用いるのも一つの方法です。カットサラダは比較的安価で数種類取りそろえられていて、スーパーの商品と大差ありません。分量が多い場合には2回に分けて食べるなど、患者さんの受け入れやすい方法を検討しましょう。

　選び方のポイントとして、主食、主菜、野菜を選び、バランスよく食べることを意識してもらいます。また、ふだん食べている適切な主食量を守ることで、エネルギー調整や血糖コントロールが可能となります。

コンビニで選ぶ おすすめ朝食メニュー

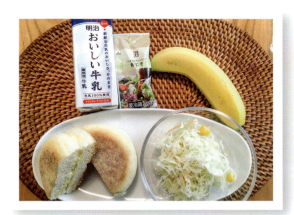

栄養価（1人分）

エネルギー	488kcal
たんぱく質	14.0g
脂　　質	14.8g
糖　　質	83.0g
食物繊維	4.6g
食　　塩	2.2g

メニュー・価格

- ふんわりマフィン（たまご） ……………………………………………………… 118円
- カット野菜（1/3程度） …………………………………………………………… 105円
- ノンオイルドレッシング（青じそ） ……………………………………………… 22円
- バナナ（1本） ……………………………………………………………………… 105円
- 牛乳（200mL） …………………………………………………………………… 118円

合計金額　468円

Point

- 朝食が「菓子パンや惣菜パン＋加糖の缶コーヒー」という組み合わせの患者さんも多いですが、炭水化物に偏りがちな内容を見直してもらいましょう。
- たんぱく質は、基礎代謝が低い早朝空腹時に食後代謝をもっとも上げる3大栄養素の一つです。卵やハム、ツナ、乳製品などは可能なかぎり摂取してほしい食品です。
- ベジファーストを推奨するためにも、何らかの野菜はとってほしいところです。コンビニではカット野菜が比較的安価に購入できるため、2回ぐらいに分けて使うとよいでしょう。

第4章　写真入りで患者指導につかえる！中食・外食おすすめメニューと食べ方のコツ

糖尿病ケア2018 秋季増刊

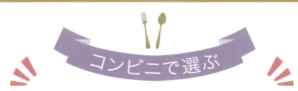

コンビニで選ぶ
おすすめ昼食メニュー

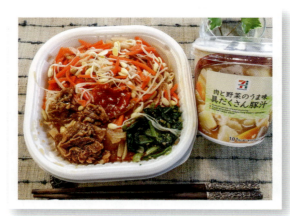

栄養価（1人分）	
エネルギー	626kcal
たんぱく質	19.8g
脂　質	21.1g
糖　質	89.5g
食物繊維	4.8g
食　塩	4.7g

メニュー・価格
- ビビンバ丼 ……………………………………………………… 498円
- 具だくさん豚汁 ………………………………………………… 128円

合計金額　626円

point

- ビビンバ丼は、バランスよく野菜をとることができるうえ、牛丼などに比べるとエネルギーが少なめです。中華丼なども野菜がとれるためよいでしょう。また、食べる直前に具をのせるため、ごはんに味のしみ込んだほかの丼ものに比べると食塩の調整が可能です。
- ボリュームを増やすために、患者さんのなかにはおにぎりやパンを足してしまう人がいます。かわりに具だくさんの豚汁を合わせることで、満足感を得られるようにします。減塩が必要な場合には、豚汁の汁を残すことで調整が可能です。

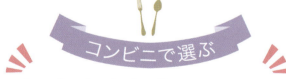

コンビニで選ぶ おすすめ夕食メニュー

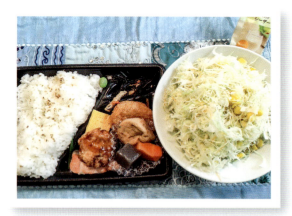

栄養価（1人分）

エネルギー	635kcal
たんぱく質	18.3g
脂 質	22.0g
糖 質	91.2g
食物繊維	3.2g
食 塩	3.3g

メニュー・価格

- 幕の内弁当（さけ、ミニハンバーグ、コロッケなど） ………………… 399円
- カット野菜（2/3程度） ……………………………………… 朝食の残りを使用
- シーザードレッシング …………………………………………………… 22円

合計金額　421円

point

- 幕の内弁当は品数が多く、肉メニューが多いほかの弁当と比べて魚がとれるためおすすめです。ただし、たんぱく性食品が多く、野菜があまり入っていません。また、ボリューム不足をおにぎりやサンドイッチなどで補う患者さんも多く、炭水化物に偏りがちです。満腹感を得るためにも野菜を追加して、ボリュームアップを図りましょう。
- ベジファーストを推奨するときに、カット野菜は手軽で習慣化しやすいアイテムです。朝食に使ったサラダの残りを使うと価格も調整できます。

第4章　写真入りで患者指導につかえる！中食・外食おすすめメニューと食べ方のコツ

第4章 写真入りで患者指導につかえる！
中食・外食おすすめメニューと食べ方のコツ

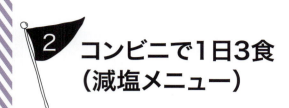

2 コンビニで1日3食（減塩メニュー）

滋賀医科大学医学部附属病院栄養治療部主任管理栄養士　栗原美香（くりはら・みか）

コンビニの食品で減塩するポイント

　コンビニエンスストア（コンビニ）を活用しながら減塩を行うことはとても難しいといえます。その理由の一つに、保存性を高めるために味つけが濃いことがあります。そのため、病院食のように減塩を行うことは難しいのが実際です。本稿では、心疾患や腎疾患に罹患している人に対して、コンビニ食を活用しながら減塩を行う方法を解説します。コンビニのメニューは、パスタやうどん・そうめんなどのめん類や丼ものが多く、一般的に減塩のためには避けたいメニューですが、すこしの工夫で減塩が可能となります。

　おすすめメニューでも出てきますが、めん類のかけて使用するタイプのつゆでは「かける→つける」と食べ方を変えるとよいでしょう。小袋入りのドレッシングなどは、病院で提供している分量よりも多いため、「全部をかけずに半分だけ使う」ということを患者さんに教育する必要があります。「もったいない」と感じる人もいますが、「無理して使うことで体に負担をかけてしまう」というように意識を切りかえてもらうことが重要です。選び方だけでなく食べ方の指導も効果的でしょう。

　減塩を行う場合、どの料理も味が薄いとアクセントがなく、満足感が得られにくいことがあります。そこで、味のしっかりしたおかずが1品あれば、添えの野菜や米飯もそのおかずと一緒に食べることができます。病院食と同じレベルの減塩は無理でも、コンビニを毎日活用しながら「減塩を意識しない食べ方」から「食塩を1gでも多く減らす食べ方」にかえるヒントを患者さんに伝えていきましょう。

コンビニで選ぶ おすすめ朝食減塩メニュー

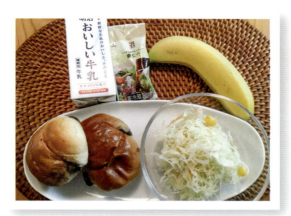

栄養価（1人分）

エネルギー … 560kcal
たんぱく質 …… 13.0g
脂　　質 ………… 18.1g
糖　　質 ………… 94.8g
食物繊維 ………… 4.0g
食　　塩 ………… 1.5g

メニュー・価格

- マーガリン入りレーズンロール（2個） ……………………… 50円
- カット野菜（1/3程度） ……………………………………… 105円
- ノンオイルドレッシング（青じそ、半量） …………………… 22円
- バナナ（1本） ………………………………………………… 105円
- 牛乳（200mL） ……………………………………………… 118円

合計金額　400円

Point

- 惣菜パンなどは食塩含有量が多くなるため避けましょう。マーガリン入りのパンは、1個あたりの食塩量が0.25gと少なく、4個入りで100円とコストパフォーマンスもよいです。ただし、意外に高エネルギーでもあるため、一度に全部を食べないようにします。
- カット野菜に使うドレッシングは、1パック25mLと量がやや多めです。病院などで用いるドレッシングに比べると量が約2倍もあるため、半量だけ使うことで減塩につながります。

第4章　写真入りで患者指導につかえる！中食・外食おすすめメニューと食べ方のコツ

糖尿病ケア2018 秋季増刊　179

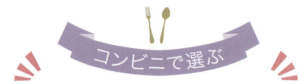

コンビニで選ぶ おすすめ昼食減塩メニュー

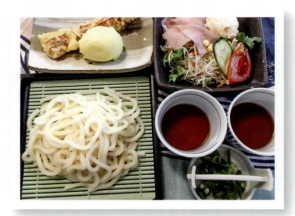

栄養価（1人分）

エネルギー … 568kcal
たんぱく質 …… 19.9g
脂　　質 ………… 14.0g
糖　　質 ………… 90.4g
食物繊維 ………… 7.2g
食　　塩 ………… 1.4g

メニュー・価格

- ぶっかけ天ぷらうどん（ちくわ天、卵天、つゆ半量）……………………………… 430円
- ポテトサラダ入りミックスサラダ …………………………………………………… 151円

合計金額　581円

Point

- ほとんどのコンビニ食品は食塩含有量が多く、セレクトが難しいです。うどんやそうめんには、めんつゆをあとでかけるタイプのものがありますが、つゆの量が多めについているため、半量を使うだけで十分です。
- つゆをかけずに、つけめんにすることでさらに減塩ができます。また、めんが乾燥しているとつゆを多く吸い込むため、食べる前に「ほぐし水」を使うことも効果的です。
- ポテトサラダ入りのサラダにすると、ドレッシングがなくても食べやすいです。また、マヨネーズは食塩量の少ない調味料です。

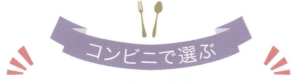

おすすめ夕食減塩メニュー

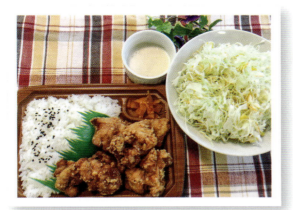

栄養価（1人分）

エネルギー … 657kcal
たんぱく質 …… 38.3g
脂　　質 ………… 24.8g
糖　　質 ………… 64.7g
食物繊維 ………… 2.5g
食　　塩 ………… 3.2g

メニュー・価格

- 鶏のから揚げ弁当（から揚げ1個と漬けものを残す） ……………………… 430円
- カット野菜（2/3程度） ……………………………………… 朝食の残りを使用
- シーザードレッシング ……………………………………………………… 22円

合計金額　452円

point

- から揚げは下味がついていますが、揚げものであるため比較的食塩含有量が少ないメニューです。ただし、から揚げのボリュームが多いため、4個のうち1個を残すことでエネルギー、たんぱく質、食塩を制限できます。また、お弁当にはほとんどの場合漬けものがつきますが、減塩が必要な場合には残すことをおすすめします。
- ドレッシングを使う際は、和風や中華ベースのものよりも、食塩含有量が少ない、フレンチドレッシングやシーザードレッシング、マヨネーズなどを選ぶとよいです。

第4章　写真入りで患者指導につかえる！中食・外食おすすめメニューと食べ方のコツ

第4章 写真入りで患者指導につかえる！
中食・外食おすすめメニューと食べ方のコツ

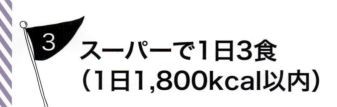

3 スーパーで1日3食（1日1,800kcal以内）

徳島赤十字病院医療技術部栄養課栄養係長　里見かおり（さとみ・かおり）

スーパーでの食事の選び方

　スーパーにはおいしそうな惣菜がたくさん並んでいるため、空腹時に行くと、油っこくてこってりした高エネルギーのものが欲しくなり、つい手が伸びてしまうことがあります。そのため患者さんには、できれば食後に買いものへ行くように伝えましょう。

　惣菜売り場でよく見かける揚げものには、コロッケのようないも類主体のものと、肉や魚を揚げたものがあります。前者は炭水化物が多く、ほかの惣菜との組み合わせが難しくなるため、後者を選択するほうがバランスをとりやすく食べごたえも出ます。

　また、惣菜コーナーにはさまざまな種類のカット野菜サラダも並んでいます。主菜のつけ合わせにしたり、もう1品野菜料理を増やしたいときに便利なので、常備しておくように提案しましょう。

　煮ものや和えものばかりを組み合わせると、食塩量が多くなってしまいます。そのため、パックのまま食べずに、煮汁を除いて器に盛りつけてから食べるように指導します。

　冷凍食品には、それだけで1食分の指示エネルギー量を超える商品もあるため、購入前にかならず栄養成分表示を確認してもらうようにします。同じ冷凍食品でも、味のついていないブロッコリーやほうれんそうなどの冷凍カット野菜もあります。これらは、スープやレトルト食品などに具材として追加したり、サラダやおひたしなどの1品料理として使ったりできるため、冷凍庫に何種類か常備しておくことをすすめましょう。

　中食は外食と違い、さまざまなアレンジが可能です。カット野菜などを加えることで、バランスのよいメニューができることを伝えましょう。

スーパーで選ぶ おすすめ朝食メニュー

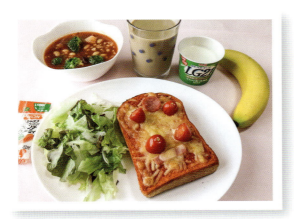

栄養価（1人分）

エネルギー	585kcal
たんぱく質	25.6g
脂　質	17.3g
炭水化物	89.5g
食物繊維	12.3g
食　塩	3.1g

メニュー・価格

- ピザトースト（ピザ用チーズ10g、プチトマト2個追加） ……… 112円
- カット野菜サラダ（イタリアンミックス・40g） ……… 30円
- ノンオイルドレッシング（フレンチクリーミィ） ……… 10円
- ミネストローネ（冷凍ブロッコリー30g追加） ……… 195円
- プレーンヨーグルト（85g） ……… 50円
- バナナ（1本） ……… 40円
- カフェオレ（牛乳100mLと無糖コーヒー） ……… 30円

合計金額　467円

point

- 市販のピザトーストにチーズや野菜などをトッピングしてボリュームを出します。また、チーズやスープには脂質が多いため、ドレッシングはノンオイルのものを選びます。
- 忙しい朝でも、野菜や豆類、麦などが入った「食べるスープ」を組み合わせることで、簡単にバランスがよくなります。電子レンジで加熱した冷凍野菜を加えると彩りもよくなります。
- コーヒーに甘みが必要な場合は人工甘味料を使いましょう。

第4章　写真入りで患者指導につかえる！中食・外食おすすめメニューと食べ方のコツ

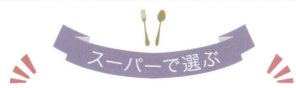

おすすめ昼食メニュー

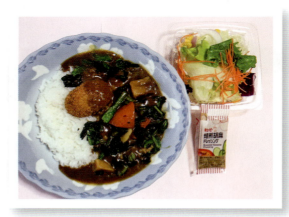

栄養価（1人分）

エネルギー…618kcal
たんぱく質……12.9g
脂　　質…………20.0g
炭水化物………96.2g
食物繊維…………2.9g
食　塩……………2.8g

メニュー・価格

- パックごはん（200g）……………………………………………………129円
- レトルトカレー（冷凍ほうれんそう40g、メンチカツ1個追加）……………256円
- レタスミックスサラダ……………………………………………………108円
- ごまドレッシング……………………………………………………………10円

合計金額　503円

Point

- レトルトカレーは、メーカーにより栄養量に差があるため、かならず箱の栄養成分表示を確認しましょう。また、家でつくるカレーに比べて野菜の量が少ないため、冷凍野菜（ほうれんそう、ブロッコリー、アスパラガスなど）を電子レンジで加熱して追加することで、別に味をつけることなく野菜摂取量を増やすことができ、減塩にもつながります。
- 野菜に含まれるカリウムには利尿作用があり、尿が出るときに食塩（ナトリウム）も一緒に排出します。カリウムは水溶性で、ゆでると流れ出るため、生野菜を組み合わせるとよいでしょう。

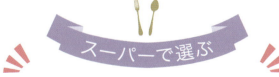

スーパーで選ぶ おすすめ夕食メニュー

第4章 写真入りで患者指導につかえる！中食・外食おすすめメニューと食べ方のコツ

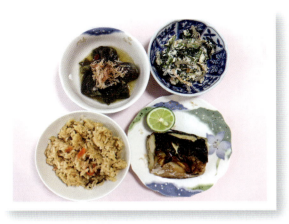

栄養価（1人分）

エネルギー	601kcal
たんぱく質	27.1g
脂　　質	23.5g
炭水化物	69.4g
食物繊維	5.1g
食　　塩	5.0g

メニュー・価格

- 五目釜めし（レトルトごはん・160g） ……………………………… 123円
- さばの塩焼き（100g、すだち添え） ………………………………… 127円
- ほうれんそうの白和え（80g） ………………………………………… 127円
- なすの揚げびたし（80g、かつお節添え） …………………………… 127円

　　　　　　　　　　　　　　　　　　　　　　合計金額　504円

Point

- さばやさんまなどの青背魚には、血液をサラサラにするといわれる「不飽和脂肪酸（DHA・EPA）」が豊富です。惣菜の焼き魚は食塩量が非常に多いため、しょうゆを使わずレモンやすだちなどをかけるとよいでしょう。食塩を控えている患者さんは、五目釜めしではなく白いごはんを選びます。
- なすの揚げびたしは、盛りつけるときに汁気を切ります。かつお節をかけてもよいでしょう。
- 豆腐などの大豆製品には、コレステロールの増加を抑制するイソフラボンが多く含まれます。1日1回以上は大豆製品を摂取するよう指導します。

第4章 写真入りで患者指導につかえる！
中食・外食おすすめメニューと食べ方のコツ

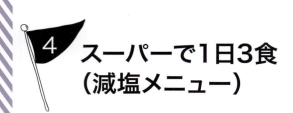

4 スーパーで1日3食（減塩メニュー）

徳島赤十字病院医療技術部栄養課栄養係長　里見かおり（さとみ・かおり）

スーパーの食品で減塩するポイント

　スーパーの惣菜や冷凍食品は、保存性を高めるために食塩を多く使用しており、さらに調理してから時間が経っているため食塩が全体に均一に染み込んでいます。減塩が必要な患者さんへは、かならず栄養成分表示を確認するくせをつけて、量を調整するように伝えます。また、商品によっては、栄養成分表示が「食塩相当量」ではなく「ナトリウム」で表示されているものもあります。患者さんには「ナトリウム量（mg）×2.54÷1,000＝食塩相当量（g）」の計算式も説明しましょう。

　惣菜や冷凍食品を食べるときは、以下の5点に注意します。①汁ものは具だくさんにアレンジして汁を半分残す。②めん類を食べるときは汁を残す。③しょうゆやソースなど追加の調味料はかけない。④煮ものや和えものばかり選ぶと食塩量が多くなるため、酢のものなどと組み合わせる。⑤丼ものはごはんにたれが染み込み食塩を除くことが難しいため控える。

　冷凍食品には、ブロッコリーやほうれんそうなどの味がついていない冷凍カット野菜があります。惣菜や冷凍食品に混ぜることで、調味料を追加せずにボリュームアップでき、栄養バランスがよくなるためおすすめです。野菜に含まれるカリウムには利尿作用があり、尿が出るときに食塩（ナトリウム）も一緒に排出します。カリウムは水溶性で、ゆでると流れ出るため、生野菜を組み合わせるとよいでしょう。しかし、患者さんが高カリウム血症の場合は、カリウムを制限する必要があるため注意します。

　糖尿病腎症のある患者さんでは、たんぱく質の制限も必要です。患者さんに栄養成分表示を見る習慣がついていれば、指示量に合わせて「主菜を半分にする」という選択ができるようになります。治療用特殊食品などを組み合わせた調整方法も提案してみましょう。

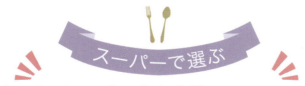

おすすめ朝食減塩メニュー

スーパーで選ぶ

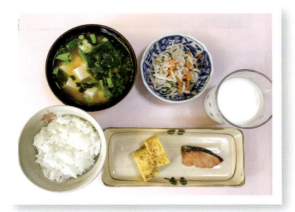

栄養価（1人分）

エネルギー	604kcal
たんぱく質	21.8g
脂　質	14.0g
炭水化物	97.4g
食物繊維	1.8g
食　塩	2.0g

メニュー・価格

- ごはん（200g） ……………………………………………………………… 129円
- 冷凍焼きざけ（弁当用1個） …………………………………………………… 70円
- 卵焼き（2切れ） ………………………………………………………………… 50円
- だいこんなます（60g） ………………………………………………………… 98円
- 減塩みそ汁（豆腐30g、冷凍ほうれんそう10g追加、汁半量） ……………… 30円
- 牛乳（150mL） ………………………………………………………………… 30円

合計金額　407円

Point

- 弁当用の冷凍焼きざけは、小さいぶん食塩量も少なくてすみます。惣菜の焼き魚は大きくて食塩量も多いため、食べる場合は3分の1にします。
- インスタント味噌汁は、減塩タイプ（食塩25％カット）でも1食あたり1.4gの食塩を含みます。使うみそを半分にするか、食べるときに汁を半分残すようにします。また、具が少ないため、豆腐や冷凍野菜などを追加して具だくさんにしましょう。
- おかずは、煮ものより酢のもののほうが食塩が少ないです。

第4章　写真入りで患者指導につかえる！中食・外食おすすめメニューと食べ方のコツ

糖尿病ケア2018 秋季増刊　187

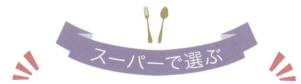

おすすめ昼食減塩メニュー

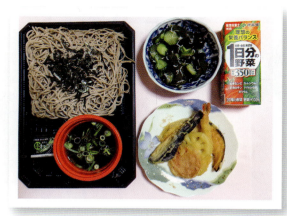

栄養価（1人分）

エネルギー……599kcal
たんぱく質……20.7g
脂　質…………19.6g
炭水化物………84.6g
食物繊維………8.9g
食　塩…………2.0g

メニュー・価格

- 五割そば（つゆ半量）………………………………………………… 280円
- ミニてんぷら盛り合わせ（えび、れんこん、なす、にんじん、かぼちゃ）… 220円
- わかめときゅうりの酢のもの（70g）………………………………… 127円
- 野菜ジュース（食塩無添加・200mL）……………………………… 68円

合計金額　695円

point

- うどん、そば、そうめんのめんだけ（つゆなし）で食塩量を比較すると、そばがいちばん少ないです。次に「ざるそば」と「かけそば」で口に入る食塩量を比較すると、「ざるそば」のほうが少なくなります。食塩制限のある患者さんがめん類を食べるときは、ざるそばがおすすめです。しかし、付属のつゆを全量使用すると、食塩の取りすぎとなるため、つゆは半量を水で薄めて使い、しょうがやわさびといった薬味を利用しましょう。

- めん単品だけでは栄養が偏るため、かならず野菜を添えるようにします。どうしても野菜が少なくなったときは、野菜ジュースを追加してもよいですが、かならず食塩無添加のものを選びましょう。

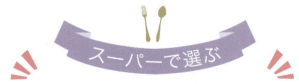

おすすめ夕食減塩メニュー

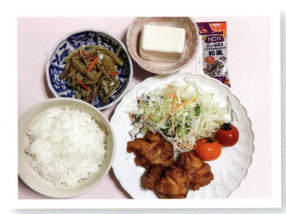

栄養価（1人分）

エネルギー……614kcal
たんぱく質……24.8g
脂　　質…………16.3g
炭水化物………89.8g
食物繊維…………3.1g
食　　塩…………2.0g

メニュー・価格

- ●パックごはん（200g）……………………………………………………129円
- ●冷凍から揚げ（100g）………………………………………………………58円
- ●5種野菜とキャベツのサラダ（プチトマト2個追加）…………………47円
- ●ノンオイルドレッシング（和風）…………………………………………10円
- ●冷や奴（80g）………………………………………………………………40円
- ●根菜のきんぴら（40g）…………………………………………………105円

合計金額　389円

- ●冷凍から揚げは、メーカーにより食塩量が異なるため、かならずパッケージの栄養成分表示を確認し、食塩量に応じて個数を調節するように指導しましょう。
- ●つけ合わせの野菜は、味の濃いから揚げと一緒に食べることで、余分な調味料が不要となります。
- ●冷や奴にはしょうゆのかわりに減塩のドレッシングやぽん酢しょうゆなどをかけます。
- ●副菜のきんぴらには根菜が使われています。根菜は食物繊維が豊富で血糖値の急激な上昇を抑えるはたらきがあるため、食事の最初に食べるようにしましょう。

第4章　写真入りで患者指導につかえる！中食・外食おすすめメニューと食べ方のコツ

第4章 写真入りで患者指導につかえる!
中食・外食おすすめメニューと食べ方のコツ

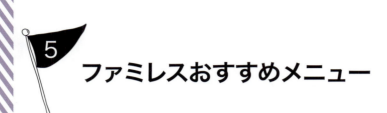

5 ファミレスおすすめメニュー

順天堂大学医学部附属浦安病院栄養科課長補佐　**髙橋德江**（たかはし・とくえ）

ファミレスの食事の選び方・食べ方のポイント

　かつてのファミリーレストラン（ファミレス）には、ハンバーグやパスタといったメニューが中心だというイメージがありましたが、現在は子どもから高齢者まで幅広い年齢層の人が楽しめる豊富なメニューを取りそろえています。また、メニュー表にエネルギーや食塩量が記載された店舗がほとんどで、患者さんの指示エネルギー量に合わせて好みのものを選べるようになっています。

　サイドメニューも豊富で、サラダや小鉢料理を組み合わせることができるため、野菜不足のときには1品プラスするように指導します。主食のごはんも量を変更でき、雑穀米へ変更できる店舗もあります。患者さんそれぞれの主食量に合ったごはんのサイズを選ぶように伝えましょう。

　1食の献立として料理を選ぶコツは、主食と主菜、副菜をそろえることです。単品の料理でも、この3点がそろうような組み合わせを意識します。ごはんとめん類の組み合わせは、エネルギーは低くても炭水化物中心となり、栄養バランスを乱すため避けてもらいます。揚げものメインの料理は高エネルギーとなるため、どうしても食べたいときは、サイドメニューから、量が少なめでエネルギーオーバーにならないものを追加するように指導します。

　いちばんの問題点は食塩量が多いことです。汁ものやめん類のつゆ、スープを残す、漬けものを残す、たれ・しょうゆ・ソース類はかけずに少量をつけて食べる、レモンやこしょうなどでアクセントをつけるといった工夫を患者さんに実践してもらいましょう。

　ドリンクバーを利用する場合は、ウーロン茶、砂糖やミルク抜きの紅茶やコーヒーといった、甘みの入っていない飲みものを選びます。

　このように、ファミレスでもメニューを上手に組み合わせることで、ヘルシーな食事が楽しめることを患者さんに伝えましょう。

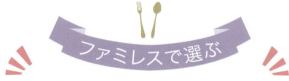

ファミレスで選ぶ おすすめ洋食メニュー

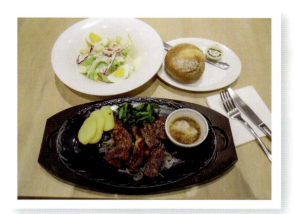

栄養価（1人分）

エネルギー … 640kcal
たんぱく質 …… 35.3g
脂　　質 ………… 31.4g
糖　　質 ………… 50.5g
食物繊維 ………… 3.8g
食　　塩 ………… 4.1g

メニュー・価格

- カットステーキ（130g、おろしソース） …………………………… 1,049円
- 石窯パン（バター添え）とシーザーサラダのセット …………………… 450円

合計金額　1,499円

Point

- 主食、主菜（肉料理）、副菜のそろった組み合わせです。
- ステーキの肉は脂肪が少なく、130gで273kcalと豪華な見た目のわりに低エネルギーです。ハンバーグはひき肉に脂肪が多く高エネルギーとなるため、赤身の肉や鶏肉を使った料理を選びましょう。ローストビーフなどもおすすめです。
- パンに添えられたバターをカットするとさらに40kcalエネルギーを抑えられます。パンは小ライスに変更することもでき、雑穀米を選ぶことにより食物繊維量がアップします。
- ステーキ自体にしっかり味がついているので、ソースをカットすると食塩量をさらに減らせます。

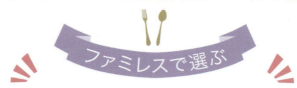

おすすめ和食メニュー

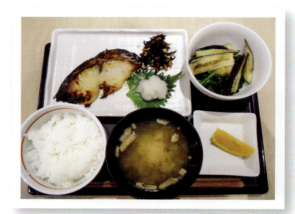

栄養価（1人分）

エネルギー 571cal
たんぱく質 26.5g
脂　質 15.2g
糖　質 93.6g
食物繊維 5.3g
食　塩 4.5g

メニュー・価格

- さわらの西京焼き膳（ごはん、さわらの西京焼き、なすとほうれんそうのおろし和え、ひじきの煮もの、わかめと麩のみそ汁、オレンジ） 1,049円

　　　　　　　　　　　　　　　　　　　　　　　　　　　合計金額　1,049円

point

- 主食、主菜、副菜、汁もの、デザートがそろった栄養バランスのよい定食です。副菜を複数から選べる場合には、野菜の多く使われているものを選ぶようにします。主菜ではさばのみそ煮、鶏肉と野菜の黒酢あんかけなどもおすすめです。
- 一見バランスがよさそうな和定食ですが、野菜が少ないものも多いです。そのときは、サイドメニューから野菜サラダやおひたしなどを1品プラスしましょう。
- ごはんは、いつも自分が食べている量を守り、多ければ残すようにします。
- さわらの西京焼きは食塩量が多いため、汁ものは具だけを食べ、だいこんおろしにはしょうゆをかけないようにします。

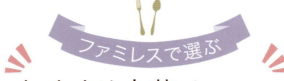

ファミレスで選ぶ おすすめ中華メニュー

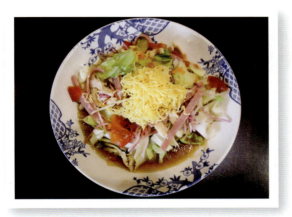

栄養価（1人分）

エネルギー … 608kcal
たんぱく質 …… 24.2g
脂　　質 ………… 11.0g
糖　　質 ………… 93.5g
食物繊維 ………… 7.4g
食　　塩 ………… 6.0g

メニュー・価格

●たっぷり9品目の冷やし中華 …………………………………………… 729円

合計金額　729円

point

- ●昼食などを手軽なめん類ですませる患者さんも多いです。野菜がたっぷりで、たんぱく質の具材が含まれるものを選ぶようにすることがコツです。野菜がたっぷり入ったタンメンなどもおすすめです。
- ●冷たいめんは、冷やされることによってでんぷんが消化されにくいレジスタントスターチに変化して、血糖値の急激な上昇を抑制する効果があるとされています。スープに含まれる酢も、食べものの消化吸収を遅くするため、ダブルの効果が期待できます。調味料として酢が用意されていれば好みで追加してもよいです。ただしスープには食塩が多く含まれるため、残すように心がけます。
- ●店舗によっては、めんの量を選べるため、患者さんの指示エネルギー量に合わせて調整できます。また、最近は糖質を控えためんもあるため、全体のエネルギー量をみながら変更することも一つの方法です。

第4章 写真入りで患者指導につかえる！中食・外食おすすめメニューと食べ方のコツ

第4章 写真入りで患者指導につかえる！
中食・外食おすすめメニューと食べ方のコツ

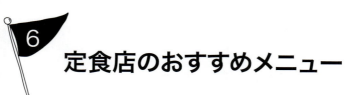

6 定食店のおすすめメニュー

徳島赤十字病院医療技術部栄養課栄養係長　**里見かおり**（さとみ・かおり）

定食の選び方・食べ方のポイント

　定食は、野菜の料理もセットになっているため、単品メニューに比べてバランスよく栄養をとることができます。しかし、漬けものや汁ものも含まれているため、食塩の過剰摂取につながります。また外食メニューは全体的に味つけが濃いため、患者さんには「漬けものは残す」「汁ものは具のみを食べて汁を半分残す」「余分なたれやソースなどは残す」などの工夫を実践してもらいましょう。

　ふだんからごはんの量を計量していると、患者さんは自分の適量がわかってきます。外食でも、主食はふだん自分が食べている量までにし、あとは残すように指導しましょう。

　お盆を持って自分で好きなメニューを組み合わせていく「食堂スタイル」の店舗では、つい取りすぎてしまうので注意が必要です。患者さんにはまず「主菜は肉料理か魚料理のどちらかを1品、副菜は野菜を中心に2品選び、主食は自分の適量に合わせて選ぶ」ことを伝えます。そして会計前にもう一度お盆の上を見て、「炭水化物やたんぱく質の重なりがないか、取りすぎていないか」を確認することも大切です。

　外食ではつい食べすぎてしまうという患者さんには、前後の食事で主食を減らす、油ものを控えるといった工夫を提案しましょう。

　店舗によっては、メニュー表にエネルギー量や食塩量を表示していたり、チェーン店ではホームページで栄養量を公開しています。それも合わせて参考にするようにします。

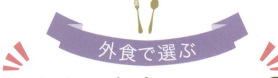

外食で選ぶ おすすめ定食メニュー①

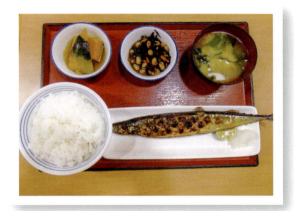

栄養価（1人分）

エネルギー	621kcal
たんぱく質	24.3g
脂質	17.9g
炭水化物	86.7g
食物繊維	7.3g
食塩	2.5g

第4章 写真入りで患者指導につかえる！中食・外食おすすめメニューと食べ方のコツ

メニュー

さんま定食
- ごはん（150g、3/4食べてあとは残す）
- さんまの塩焼き（だいこんおろしとすだち添え、2/3食べてあとは残す）
- かぼちゃの煮もの（煮汁を残す）
- ひじきの煮もの（煮汁を残す）
- みそ汁

Point

- さばやさんまなどの青背魚には、血液をサラサラにするといわれる「不飽和脂肪酸（DHA・EPA）」が豊富です。しかし、定食店などで提供される塩焼きは塩味がよくきいているため、しょうゆを使わずにレモンやすだちなどを使うとよいでしょう。塩味が少ない場合も、魚に直接しょうゆをかけるのではなく、だいこんおろしにしょうゆを数的垂らす程度にすれば、食塩の摂取量を抑えることができます。
- 和食中心の組み合わせでは、どうしても野菜は煮ものが多くなります。煮汁は残すようにしましょう。

糖尿病ケア2018 秋季増刊 195

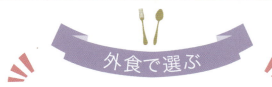

外食で選ぶ おすすめ定食メニュー②

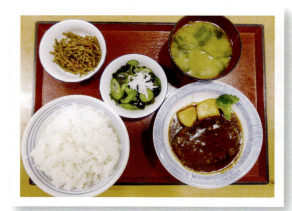

栄養価（1人分）

エネルギー … 627kcal
たんぱく質 …… 18.3g
脂　質 ………… 18.0g
炭水化物 ……… 95.2g
食物繊維 ……… 6.4g
食　塩 ………… 3.4g

メニュー

ハンバーグ定食
- ごはん（150g・3/4食べてあとは残す）
- ハンバーグ（2/3食べてあとは残す）
- きんぴらごぼう
- きゅうりとわかめの酢のもの
- みそ汁

Point

- ハンバーグは店舗によって提供される大きさが異なるため、グラム数で注文できる場合は150gまでにします。グラム数がわからないときは「自分の握りこぶしぐらいの大きさ」を目安に食べましょう。ハンバーグはソースやトッピングによりエネルギー量がかわります。卵やチーズなどたんぱく質の多い食品をトッピングする場合は、ハンバーグは100gを目安に食べます。
- ハンバーグソースには食塩が多く含まれるため、主食のとりすぎにもつながります。余分なソースはお皿に残すようにしましょう。

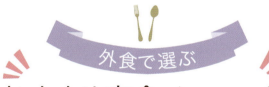

外食で選ぶ おすすめ定食メニュー③

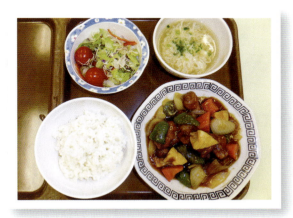

栄養価（1人分）

エネルギー …617kcal
たんぱく質 ……16.4g
脂　質 …………21.3g
炭水化物 ………89.3g
食物繊維 ………3.9g
食　塩 …………3.3g

メニュー

酢豚定食
- ごはん（150g・3/4食べてあとは残す）
- 酢豚
- サラダ（ノンオイルドレッシング）
- 卵スープ（汁を半分残す）

point

- 中華料理は、油を多量に使う揚げものや炒めものが多く、エネルギーが高いのが特徴です。また、めんや餃子などの炭水化物が多いメニューもあります。中華料理店でのおすすめは、酢豚やチンジャオロース、八宝菜などの野菜が一緒に入ったメニューです。
- メインの料理に油を使用していることが多いため、副菜のサラダのドレッシングはノンオイルタイプにしましょう。また、スープは汁を半分残します。
- 主食をチャーハンにしてしまうと、エネルギーも食塩量も高くなってしまいます。ふつうの白いごはんにすれば、そのぶんおかずをたくさん食べることができます。
- 1食でとる脂質量が多いため、前後の食事で油料理は控えるようにします。

第4章 写真入りで患者指導につかえる！中食・外食おすすめメニューと食べ方のコツ

第4章 写真入りで患者指導につかえる！
中食・外食おすすめメニューと食べ方のコツ

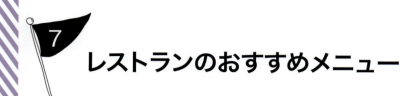

7 レストランのおすすめメニュー

内科高橋クリニック管理栄養士　佐藤いずみ（さとう・いずみ）

レストランの食事の選び方・食べ方のポイント

　糖尿病患者さんが家族や友人と食事を楽しむときにおすすめの店舗は、魚介類のメニューが充実した和食レストランやサラダバーが充実したレストラン、ヘルシーメニューが選択できる洋食レストランなどです。また、メニューにエネルギー量や糖質量が表示されているファミリーレストランも、選び方しだいでは強い味方です。1日の指示エネルギー量の約3分の1を目安に選び、主食・主菜・副菜のそろう定食スタイルにします。食後血糖値の上がりやすい「パスタ＋パンやピザ」など「炭水化物の重ね食べ」は避けましょう。

　レストランではアルコールをとることもあります。飲酒を頭ごなしに否定せず、以下の注意点を患者さんと確認しましょう[1]。①アルコール摂取量の上限として20〜25g/日（純アルコール換算）までが適量。②適正な摂取量を守って自己管理ができ、血糖コントロールが良好であること。③スルホニル尿素薬を服用あるいはインスリン療法中の人は、急性効果としての低血糖に注意する。④アルコール含量のみならず、炭水化物によるエネルギー量にも注意する。

　日本酒やビール、サワー、梅酒、スイートワインなどは糖質を多く含みます。一方、焼酎やウイスキー、ブランデーは糖質をほとんど含みませんが、アルコール自体のエネルギーが1gあたり7kcalと高く、多量に飲むと肝臓や膵臓の負担となるため、適量を守ることが大切です。

　食前に超速効型インスリンを打っている場合、糖質の少ない前菜や野菜から食べはじめるコース料理などで、血糖値の上昇とインスリンの効くタイミングが合わず低血糖を起こすことがあるので注意が必要です。

引用・参考文献
1）日本糖尿病学会編・著. "アルコール飲料を摂取してよいのはどのような場合か?". 糖尿病診療ガイドライン2016. 東京, 南江堂, 2016, 49.

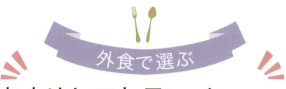

外食で選ぶ
おすすめレストランメニュー①

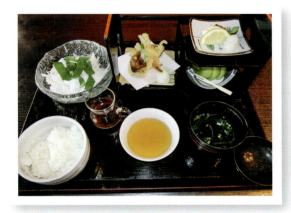

栄養価（1人分）

エネルギー … 586kcal
たんぱく質 …… 18.4g
脂　質 ………… 8.9g
糖　質 ………… 101.2g
食物繊維 ……… 6.8g
食　塩 ………… 3.2g

第4章 写真入りで患者指導につかえる！中食・外食おすすめメニューと食べ方のコツ

メニュー

和食レストランのミニ会席

- ごはん（200g）
- たいの塩焼き
- わかめ汁
- きのこのてんぷら
- だいこんサラダ
- キウイフルーツ

Point

- 日本料理は、旬の魚や野菜などを少しずつ、目でも楽しみながら食べられます。焼き魚や刺身が主菜のメニューは、比較的低エネルギーです。雰囲気のよいお店なら、糖尿病の人もそうでない人も一緒に心落ち着く時間を過ごすことができます。エネルギー量を500kcal程度にしたい場合は、ごはんを4分の1残します。
- このメニューと一緒に、ビールをコップ1杯（200mL）飲むとすると、エネルギー約80kcal、炭水化物約3.0gが加わります。また、日本酒0.5合の場合はエネルギー約100kcal、炭水化物約4.4gが加わります。最近はノンアルコールビールが選べるお店も多く、その場合は銘柄によって200mLあたり0～25kcalのエネルギーが加わります。

糖尿病ケア2018 秋季増刊　**199**

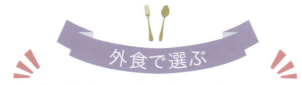

外食で選ぶ
おすすめレストランメニュー②

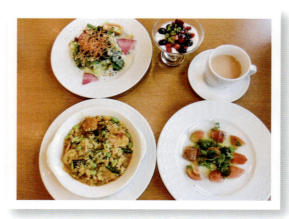

栄養価（1人分）

エネルギー … 591kcal
たんぱく質 …… 17.5g
脂　質 ………… 26.8g
糖　質 ………… 61.6g
食物繊維 ……… 8.4g
食　塩 ………… 3.8g

メニュー

リゾットを主食としたレストランメニュー
- トマトとえだまめのリゾット
- スモークサーモン
- サラダ
- フローズンベリーのヨーグルト
- ミルクティ（無糖）

point

- リゾットは水分が多いため、量のわりに低エネルギーで満足感が得られます。野菜たっぷりのリゾットはおすすめの一つです。軽めの主菜とサラダ、デザートのヨーグルト、ミルクティと組み合わせても約600kcalと、制限を感じずに楽しめます。
- さらに100kcal減らしたい場合には、デザートのヨーグルトを控えましょう。
- このメニューと一緒に白ワインをグラス１杯（120mL）飲むとすると、エネルギー約90kcal、炭水化物2.4gが加わります。

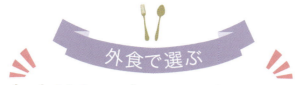

おすすめレストランメニュー③

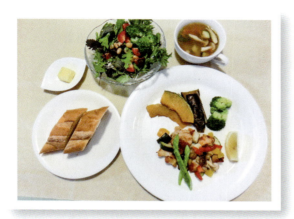

栄養価（1人分）

エネルギー	594kcal
たんぱく質	32.6g
脂　質	25.1g
糖　質	43.3g
食物繊維	8.5g
食　塩	3.6g

メニュー

パンを主食とした洋食メニュー

- フランスパン（2切れ、バター8g添え）
- チキンソテー（焼き野菜添え）
- サラダ
- 野菜ときのこのスープ

Point

- 洋食レストランのメインディッシュは、ステーキやハンバーグなどボリュームがありバターや生クリームもふんだんに使われたものが多いです。しかし、患者さんが選ぶときは、野菜を多く使った小ぶりのチキンソテーや、白身魚のアクアパッツァといった、野菜が多く彩り豊かなメインディッシュがおすすめです。
- パンを選べるときには、甘くてふわっとしたパンよりも、かみ応えのあるフランスパンなどを選ぶと、低エネルギーで満足感も得られます。バターのかわりにオリーブオイルをつけてもよいでしょう。
- サラダバーがあるときは、両手いっぱいの量を目安に、たっぷりの野菜をとりましょう。ただし、パスタサラダやポテトサラダは炭水化物が多いので少量にとどめておきます。
- さらに100kcal減らしたい場合には、パン1切れとバター半分を残すとよいでしょう。

第4章　写真入りで患者指導につかえる！中食・外食おすすめメニューと食べ方のコツ

第4章 写真入りで患者指導につかえる！
中食・外食おすすめメニューと食べ方のコツ

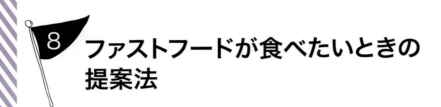

8 ファストフードが食べたいときの提案法

深水内科医院管理栄養士　吉村治香（よしむら・はるか）

ファストフードの選び方・食べ方のポイント

　急いでいるときや簡単に食事をすませたいときに、ファストフード店は便利です。医療者のなかには、「ファストフードは体に悪く、糖尿病患者さんが食べることはできない」と思っている人がいるかもしれません。しかし、最近の健康ブームをうけて、野菜を取り入れたメニューを選べたり、量を調節できる店舗が増えています。工夫しだいで血糖コントロールをしながら食べることができるため、各店の特徴を知り、上手に楽しめる方法を患者さんに説明しましょう。

　ハンバーガーショップで「ハンバーガー、ポテト、飲みもの」のセットを選ぶと、エネルギーと炭水化物が多くなります。とくに炭酸飲料やシェイクには砂糖が多く含まれており、血糖値が急激に上昇します。また、ポテトはハンバーガーよりも炭水化物が多く、血糖上昇のおもな要因です。「サイドメニューにサラダを追加する」「ポテトは最後に食べる」といった工夫を説明します。

　牛丼店の牛丼並盛のごはん250gには、炭水化物が90g含まれており、血糖値が上がりやすくなります。指示されている量に合わせてごはんを減らすか、残すようにします。また、みそ汁や漬けもの、紅しょうがをすべて追加すると食塩過多となるため、いずれか1つにするか半分残すようにします。

　カレー店のカレー1食のごはん300gには、炭水化物が110gと多く含まれており、血糖値が上がりやすくなります。また、ルウには脂質が多く含まれ、食後の高血糖が持続するという特徴があります。ごはんの量を選べる店舗が多いため、指示されている量に減らすか残すようにします。さらに、きのこやほうれんそうなどの野菜をトッピングしたり、サラダを追加してサラダから食べるようにします。

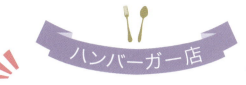

ハンバーガー店 おすすめメニュー

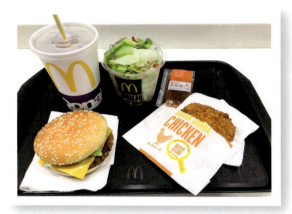

栄養価（1人分）

エネルギー … 627kcal
たんぱく質 …… 38.8g
脂　質 ………… 32.0g
糖　質 ………… 47.5g
食物繊維 ……… 3.7g
食　塩 ………… 5.6g

メニュー・価格

- ベーコンレタスバーガーセット
  （サラダ、たまねぎドレッシング、爽健美茶）……………………… 650円
- シャカチキ ……………………………………………………………… 150円

合計金額　800円

point

- パティが揚げもののハンバーガーだと衣で糖質が多くなります。また、照り焼きソースも糖質が多く含まれます。どちらも選ばないようにしましょう。エッグチーズバーガーなどがおすすめです。
- サイドメニューはサラダを選び、減塩のためドレッシングはかけずにつけましょう。飲みものは無糖のものを選びます。
- 糖質量の少ないサイドメニューの追加は可能です。チキンのかわりに、ナゲットやSサイズのフライドポテトも追加できます。ただしビッグマックを食べるときはポテト以外のサイドメニューを選びましょう。
- 「サラダ→フライドポテト以外のサイドメニュー→ハンバーガー→フライドポテト」の順に食べると血糖上昇が緩やかになります。

第4章　写真入りで患者指導につかえる！中食・外食おすすめメニューと食べ方のコツ

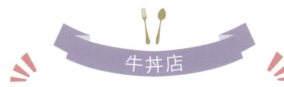

牛丼店 おすすめメニュー

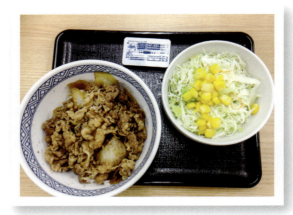

栄養価（1人分）

エネルギー … 599kcal
たんぱく質 …… 19.1g
脂　　質 ………… 25.3g
糖　　質 ………… 73.2g
食物繊維 ………… 0.6g
食　　塩 ………… 3.4g

メニュー・価格

- 牛丼並盛り（ごはん減量・つゆ少なめ） ……………………………… 380円
- 野菜サラダ（和風ドレッシング） ……………………………………… 100円

合計金額　480円

Point

- ごはんの量は、指示されている量に減量します（今回は160g）。ごはんを少なくしたぶん味が濃くなるため、つゆも少なめを注文しましょう。
- サラダを追加して、サラダからゆっくり食べます。
- みそ汁を注文するときは具のみを食べます。漬けものや紅しょうがは食塩が多くなるためとらないようにします。
- 卵の追加は問題ありませんが、腎症のある人はたんぱく制限内で追加するようにします。

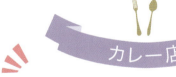

カレー店
おすすめメニュー

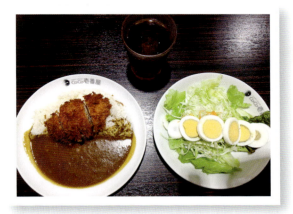

栄養価（1人分）

エネルギー … 735kcal
たんぱく質 …… 27.3g
脂　　質 ………… 30.4g
糖　　質 ………… 83.0g
食物繊維 ………… 1.9g
食　　塩 ………… 4.4g

メニュー・価格

- ハーフヒレカツカレーセット（ごはん150g、ウーロン茶） …………… 565円
- 卵サラダ（ノンオイルドレッシング） ……………………………………… 257円

合計金額　822円

point

- カレーを食べるときは、ふだん食べているごはんの量を注文するか、ごはんを残すようにします。ハーフサイズのメニューを注文するのもおすすめです。きのこやほうれんそうなどの野菜をトッピングすると食物繊維が増え、かむ回数も増えます。
- 食塩量が多くなるためカツにソースはかけません。また、セットの飲みものは無糖のものを選びます。
- 「甘口」のカレーのなかには、はちみつ入りのソースが追加されるものがあります。血糖値が上がりやすくなるため注意しましょう。
- サラダを追加し、サラダからゆっくりよくかんで食べます。減塩のため、ドレッシングはかけずにつけて食べましょう。

第4章　写真入りで患者指導につかえる！中食・外食おすすめメニューと食べ方のコツ

第5章

ダウンロードして患者にわたせる！かんたん美味レシピ

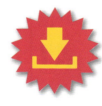

「かんたん美味レシピ」のダウンロード方法

第5章の「かんたん美味レシピ」は、弊社専用Webページよりダウンロードできます。以下の手順にて『糖尿病ケア』専用Webページにアクセスしてください。

❶ メディカ出版ホームページ（https://www.medica.co.jp/）にアクセス。「メディカパスポート」にログインします。

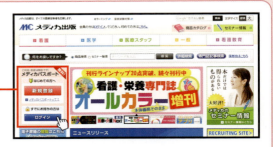

＊ダウンロードには、メディカ出版公式Webサイト会員「メディカパスポート」への登録が必要です。未登録の方は、先に「はじめての方へ/新規登録」（無料）をクリックし、登録を行ってください。

❷ トップページ左にある『糖尿病ケア』アイコンをクリックして、専用Webページ（https://www.medica.co.jp/m/dmcare/）へ。

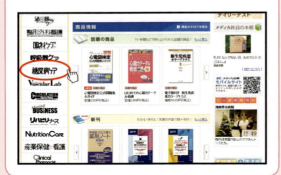

❸ 『糖尿病ケア』専用Webページの「ファイルライブラリ」から、ダウンロードしたい項目をクリックし、以下の「ロック解除キー（パスワード）」を入力してください。【ダウンロード】ボタンを押してファイルを開いてください。

ロック解除キー（パスワード）
Sr17rcp3u

※パスワードの有効期限は発行日より3年間です。
※パスワードの有効期間を過ぎますと、本サービスを予告なく休止もしくは廃止する場合があります。あらかじめご了承ください。

①施設内の患者指導を目的に、本書をご購入いただいた方のみを対象としたサービス企画です。無料でご使用いただけます。
②本書のダウンロード物を用いて作成・アレンジされた個々の制作物の正確性・内容につきましては当社は一切責任を負いません。
③データやパスワードを第三者へ再配布することや、商品利用はできません（商品利用…販売を目的とする宣伝広告のため、ダイレクトメール、チラシ、カタログパンフレットなどの印刷物への利用）。
④雑誌や書籍、その他の媒体に転載をご希望の場合は、弊社編集管理課までご連絡ください。

かんたん美味レシピ一覧

メニュー	エネルギー (kcal)	糖 質 (g)	食物繊維 (g)	食 塩 (g)	掲載ページ
さけのちらし寿司	560	83.7	1.0	1.3	210
鶏肉のチリソース	249	19.2	1.6	1.8	211
なすのみぞれ和え	40	2.9	1.7	0.4	212
キャロットラペ	81	4.5	1.8	0.4	213
パンプディング	80	8.0	0.3	0.3	214
鶏肉の塩麹焼き	124	4.7	0.8	1.0	215
ゴーヤとみょうがのおかか和え	36	3.8	4.1	0.7	216
ツナとチシャのなます	82	2.6	0.8	0.6	217
豚のぽん酢炒め	158	1.9	0.4	0.7	218
わかめと糸寒天入りかき玉スープ	78	2.4	1.2	1.3	219
ほうれんそうとベーコンのキッシュ	327	33.7	1.7	1.0	220
ヨーグルトゼリー	76	16.7	0	0	221
白身魚のアクアパッツァ	154	9.2	1.7	0.7	222
肉巻きポテト	205	6.9	1.2	0.6	223
シャキシャキポテトサラダ	245	9.6	1.6	0.8	224
きのこのさんしょう佃煮	13	3.7	1.9	0.3	225
寒天わらび	28	6.8	0.4	0	226
のっけうどん	453	52.5	6.1	2.6	227
トマトソースパスタ	385	53.1	3.5	1.4	228
重ねて蒸ししゃぶ	198	7.7	11.2	2.1	229
きゅうりのもずく酢和え	32	5.5	1.7	0.9	230
オクラとみょうがのしょうがぽん酢	22	1.6	3.2	0.2	231
さばとえのきのレンジ蒸し	206	5.6	2.2	1.3	232
もずく入り海鮮丼	421	60.4	1.4	1.7	233
親子丼風	545	75.0	4.1	2.1	234
酢豚風	201	18.3	1.5	1.6	235
南国風シャーベット	77	11.7	2.3	0.3	236

※レシピは「材料が3〜5品のレシピ」「火を使わないレシピ」「減塩レシピ」「コンビニ惣菜アレンジ」「80kcal以内のおやつ」のテーマで紹介しています。患者さんの好みなどに合わせて、栄養指導時にお渡しください。

第5章
ダウンロードして患者にわたせる！
かんたん美味レシピ

減塩レシピ　さけのちらし寿司

松江赤十字病院栄養課管理栄養士　**赤名奈緒子**（あかな・なおこ）

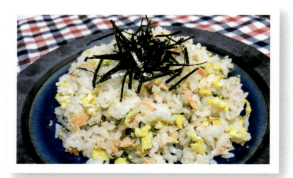

栄養価（1人分）

エネルギー	560kcal
たんぱく質	21.7g
脂　質	12.9g
糖　質	83.7g
食物繊維	1.0g
食　塩	1.3g

材料（1人分）

- ごはん……………………200g
- レトルト焼きざけ………1切れ
- 卵……………………………25g
- 食塩…………………………0.1g
- しそ…………………………2g
- いりごま……………………2g
- A
  - うすくちしょうゆ………2g
  - 砂糖………………………3g
  - マービー®（液状）………7g
  - 酢…………………………15g
  - レモン果汁………………5g
- きざみのり………………適量

つくりかた

① ごはんをすこしかために炊く。
② 卵に塩を加えて混ぜ、フライパンに油をしいていり卵をつくる。しそを千切りにする。さけはレンジで加熱してほぐしておく。
③ Aを混ぜて寿司酢をつくり、①に加えてうちわであおぎながら手早く混ぜ合わせる。
④ ③に、②の具材といりごまを加えて混ぜる。
⑤ 器に盛りつけ、きざみのりを飾る。

- コンビニ惣菜の焼きざけを使った減塩レシピです。レモンの酸味やしそとごまの風味を活かして味つけの食塩量を減らしています。
- 焼きさばなどでアレンジでき、副菜として野菜の料理を追加するとバランスがよくなります。

鶏肉のチリソース

コンビニ惣菜アレンジ

松江赤十字病院栄養課管理栄養士　今岡麻奈美（いまおか・まなみ）

第5章 ダウンロードして患者にわたせる！かんたん美味レシピ

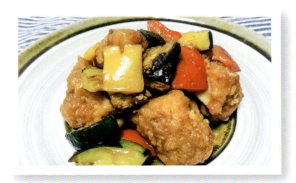

栄養価（1人分）

エネルギー	249kcal
たんぱく質	13.8g
脂　質	13.3g
糖　質	19.2g
食物繊維	1.6g
食　塩	1.8g

材料（1人分）

冷凍唐揚げ	80g
パプリカ（赤・黄）	各20g
なす	30g
ズッキーニ	10g
ごま油	2g
A ┌ 砂糖	2g
├ こいくちしょうゆ	2g
├ トマトケチャップ	10g
└ トウバンジャン	適量
水溶きかたくり粉	適量

つくりかた

① 冷凍唐揚げを表示どおりに電子レンジで加熱し、食べやすい大きさに切る。野菜もそれぞれ食べやすい大きさに切る。
② フライパンにごま油を熱して野菜を炒め、火がとおったら唐揚げを加える。
③ Aを合わせた調味料を加え、最後に水溶きかたくり粉でとろみをつける。

point

- 手軽で安価な冷凍唐揚げに、野菜を加えてボリュームアップしました。
- 野菜は、たまねぎやピーマンなどでもよく、市販の冷凍野菜を使うとさらに手軽につくることができます。
- トウバンジャンの量はお好みで調節しましょう。

なすのみぞれ和え

火を使わないレシピ

松江赤十字病院栄養課管理栄養士 **藤原彩菜**（ふじはら・あやな）

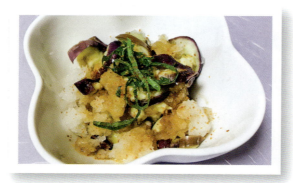

栄養価（1人分）

エネルギー ………… 40kcal
たんぱく質 ………… 1.0g
脂　質 ……………… 2.1g
糖　質 ……………… 2.9g
食物繊維 …………… 1.7g
食　塩 ……………… 0.4g

材料（1人分）

なす ………………… 50g
だいこん …………… 40g
しそ ………………… 0.5g
A ┌ こいくちしょうゆ …… 3g
　│ 酢 ………………… 3g
　└ ごま油 …………… 2g
一味とうがらし …… 適量

つくりかた

① なすを斜めに半月切りにし、電子レンジでしんなりするまで加熱する。
② だいこんはすりおろし、しそは千切りにする。Aを混ぜ合わせて調味料をつくる。
③ なすとだいこんおろしを和え、しそを上に飾り、調味料と一味とうがらしをかける。

point

- まいたけ、しいたけなどのきのこ類やもやし、はくさいなどを加え、ボリュームアップすることができます。
- 一味とうがらしの量はお好みで調節しましょう。とうがらしが苦手な人は、おろししょうがに変更してもおいしく食べられます。

材料が3〜5品のレシピ

キャロットラペ

松江赤十字病院栄養課課長補佐　**安原みずほ**（やすはら・みずほ）

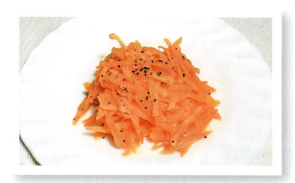

栄養価（1人分）

エネルギー	81kcal
たんぱく質	0.4g
脂質	6.1g
糖質	4.5g
食物繊維	1.8g
食塩	0.4g

材料（1人分）

にんじん	70g

A
- オリーブ油　6g
- 白ワインビネガー　2mL
- 食塩　0.3g
- 黒こしょう　少々

つくりかた

① にんじんを、千切り用のスライサーかチーズ用のおろし金でカットする。
② Aを合わせて①を和える。

Point

- ラペはフランスの家庭料理です。最近は洋風のお惣菜やカフェのランチプレートなどでもよく見かけるようになりました。
- にんじんは、包丁で細く切るより、おろし金を使うほうが味がよく絡みます。包丁で切る場合は、切ったあとに塩もみをして軽く水気を切ると、味が絡みやすくなります。
- ワインビネガーのかわりに、レモンやグレープフルーツの果汁をしぼってもよいです。また、スパイスの種類を変えるといろいろな味が楽しめます。パセリを添えると、彩りがよくなります。
- つくりおきができるため、多めにつくってお弁当のおかずに加えるのもおすすめです。

第5章　ダウンロードして患者にわたせる！かんたん美味レシピ

80kcal以内のおやつ

パンプディング

松江赤十字病院栄養課管理栄養士　**赤名奈緒子**（あかな・なおこ）

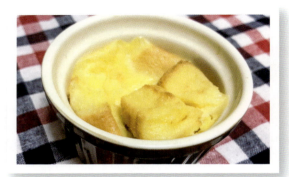

栄養価（1人分）

エネルギー ……… 80kcal
たんぱく質 …………… 4.1g
脂　質 ……………… 3.2g
糖　質 ……………… 8.0g
食物繊維 …………… 0.3g
食　塩 ……………… 0.3g

材料（1人分）

食パン ……30g（6枚切り・1/4枚）
卵 ……………………………… 15g
マービー®（液状） ……………… 7g
牛乳 …………………………… 25g
バニラエッセンス …………… 適量

つくりかた

①食パンを1.5cmの角切りにする。
②卵とマービー®を混ぜ、さらに牛乳とバニラエッセンスを加えてよく混ぜ、①を浸す。
③ココット型などの耐熱容器に②を入れ、200℃のオーブンで約20分焼く。

Point

- 人口甘味料を使い、ほんのり甘く低エネルギーに仕上げました。
- できたては表面がカリカリ、中はふんわりとした食感です。また、冷蔵庫で冷やしてもおいしく食べられます。
- お好みで卵液にシナモンやインスタントコーヒーを加えたり、仕上げにココアパウダーをふりかけたりしてアレンジしましょう。

鶏肉の塩麹焼き

材料が3〜5品のレシピ

山口赤十字病院栄養課管理栄養士　福重裕子（ふくしげ・ひろこ）

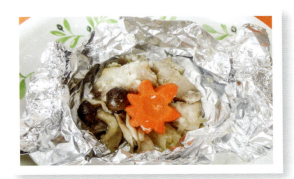

栄養価（1人分）

エネルギー	124kcal
たんぱく質	15.6g
脂　質	3.2g
糖　質	4.7g
食物繊維	0.8g
食　塩	1.0g

材料（1人分）

鶏もも肉	80g
たまねぎ	10g
にんじん	10g
しめじ	10g
塩麹	8g
酒	8g

つくりかた

①80gに切り分けた鶏肉をビニール袋に入れ、塩麹と酒を加えてなじませ、冷蔵庫で一晩おく。
②肉を取り出して一口大に切り分ける。
③たまねぎはスライス、にんじんは飾り切り、しめじはほぐしておく。
④アルミホイルですべての具材を包み、魚焼き器で約20分焼く。

Point

- 簡単にたんぱく質と野菜がとれます。肉はさけなどの白身魚に、野菜は旬の野菜へ自由に変更できます。フライパンに油をひき、表面を焼いてから蒸し焼きにしても香ばしく食べられます。
- 塩麹は、麹に塩と水を加え常温で発酵させた調味料です。乳酸菌を含むため、腸の善玉菌を増やしてお腹の調子をととのえます。また、酵素も含むため肉や魚をやわらかくする効果があります。さまざまな調理に使えるため、常備しておくと重宝します。

第5章　ダウンロードして患者にわたせる！かんたん美味レシピ

材料が3〜5品のレシピ

ゴーヤとみょうがのおかか和え

山口赤十字病院栄養課管理栄養士　福重裕子（ふくしげ・ひろこ）

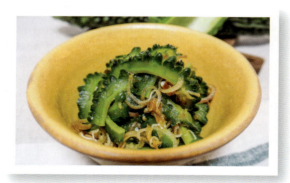

栄養価（1人分）

エネルギー	36kcal
たんぱく質	2.0g
脂質	0.2g
糖質	3.8g
食物繊維	4.1g
食塩	0.7g

材料（1人分）

ゴーヤ　150g（1/2本）
みょうが　10g（1/2本）
かつお節　0.2g
A ┌ めんつゆ（2倍濃縮）　小さじ2
　└ お湯　大さじ2

つくりかた

①ゴーヤは縦半分に切り、スプーンで種とわたを取り除き、2mmほどの幅に切る。
②塩（分量外）を少々入れたたっぷりのお湯で10秒ほどゆで、冷水にとり冷めたら水気を切る。
③みょうがは食べやすい大きさに切る。
④Aを混ぜてつゆをつくり、②と③を入れてかつお節をかける。

Point

- 食物繊維が多く、かみごたえのあるおかずです。
- めんつゆを好みの濃さに割ると、それだけでおいしい1品をつくることができます。ストレートタイプのめんつゆは、しょうゆに比べて食塩量が半分です。
- ゴーヤはほどよい苦味と食感を残すために、うすく切り、ゆですぎないことがポイントです。
- かつお節のかわりにしらす干しを入れてもよいです。

ツナとチシャのなます

火を使わないレシピ

山口赤十字病院栄養課管理栄養士　福重裕子（ふくしげ・ひろこ）

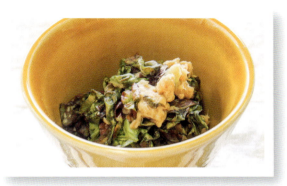

栄養価（1人分）

エネルギー……………82kcal
たんぱく質……………5.1g
脂　質…………………5.5g
糖　質…………………2.6g
食物繊維………………0.8g
食　塩…………………0.6g

材料（1人分）

チシャ……………………70g
ツナ缶（油漬）…25g（1/3缶）
A ┌ こいくちしょうゆ
　│　　　　……3g（小さじ1/2）
　│ 酢………7g（大さじ1/2）
　└ 砂糖……1g（小さじ1/3）

つくりかた

①チシャを食べやすい大きさに手でちぎり、水でよく洗い、ざるに上げて水気をしっかり切る。
②ツナ缶をボウルにあけてほぐし、Aを加え混ぜ合わせておく。
③食べる直前に①と②をざっくり混ぜる。

Point

- 材料を和えるだけで野菜がたっぷりとれるレシピです。
- ツナ缶には「油漬」「水煮」の2種類があり、含まれる脂質の量が異なります。油漬タイプは、たんぱく質と脂質の両方を含むため腹もちがよく、主菜としての栄養がとれます。ノンオイルの水煮タイプを使うと、30kcalと低エネルギーに仕上がります。
- ツナ缶は賞味期限が長いため、いざというときの常備菜に便利です。

減塩レシピ

豚のぽん酢炒め

山口赤十字病院栄養課管理栄養士 **福重裕子**（ふくしげ・ひろこ）

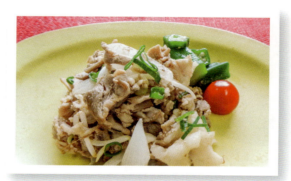

栄養価（1人分）

エネルギー	158kcal
たんぱく質	14.4g
脂　質	9.5g
糖　質	1.9g
食物繊維	0.4g
食　塩	0.7g

材料（1人分）

- 豚もも肉スライス（5cmカット） …… 70g
- もやし …… 10g
- たまねぎ …… 10g
- 青ねぎ …… 2g
- サラダ油 …… 3g
- ぽん酢しょうゆ …… 7g（大さじ1/2）
- こしょう …… 少々

つくりかた

① たまねぎはスライス、青ねぎは小口切りにする。
② フライパンに油をしき、豚肉、たまねぎ、もやしの順に加えて炒め、ぽん酢しょうゆとこしょうを入れてさらに炒める。
③ 器に盛り、青ねぎをかける。

Point

- 材料を炒めるだけで簡単につくることができます。トマトなどを添えると、さらに彩りよくなります。
- こいくちしょうゆを酢や柑橘の果汁で割ってつくるぽん酢しょうゆは、食塩量がこいくちしょうゆの半分です。また、酸味が食欲をそそり、わずかな量で味つけができるため、減塩アイテムとしておすすめです。

わかめと糸寒天入りかき玉スープ

減塩レシピ

山口赤十字病院栄養課管理栄養士　**福重裕子**（ふくしげ・ひろこ）

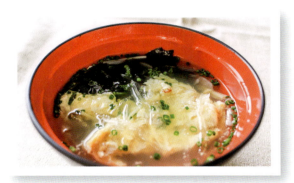

栄養価（1人分）

エネルギー………… 78kcal
たんぱく質………… 6.5g
脂　質……………… 4.2g
糖　質……………… 2.4g
食物繊維…………… 1.2g
食　塩……………… 1.3g

材料（1人分）

かに缶（またはかに風味かまぼこ）…… 10g
たまねぎ……………………………… 10g
えのきたけ…………………………… 5g
乾燥わかめ…………………………… 1g
糸寒天………………………………… 1g
こねぎ………………………………… 1g
卵……………………………………… 40g
鶏がらスープの素………… 2g（小さじ2/3）
水……………………………………… 130mL
こしょう……………………………… 少々

つくりかた

①たまねぎはスライス、こねぎは小口切りにする。えのきたけは食べやすい大きさに切る。
②鍋に水を入れて火にかけ、たまねぎ、えのきたけを加える。火がとおったら、かに缶を加えて鶏がらスープの素で味をととのえる。
③卵を割りほぐし、少しずつゆっくりかき混ぜながら鍋に加える。
④こしょう、糸寒天、わかめ、こねぎを加えて器に盛る。

Point

- かには低脂肪、高たんぱくで、少量でもおいしいだしが出ます。きのこや卵を加えるとさらに味に深みがでるため、うす味で品よく食べられます。
- 低エネルギーで食物繊維の豊富な糸寒天を加えると、ボリュームが出て、ふかひれのような食感も楽しめます。
- 中華用の鶏がらスープは脂質が少なく、家庭で手軽に本格的な中華料理が楽しめます。

ほうれんそうとベーコンのキッシュ

コンビニ惣菜アレンジ

山口赤十字病院栄養課管理栄養士　福重裕子（ふくしげ・ひろこ）

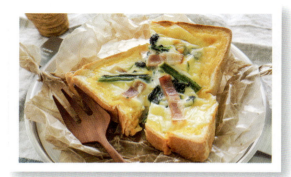

栄養価（1人分）
- エネルギー ……… 327kcal
- たんぱく質 ………… 16.5g
- 脂　質 ……………… 12.8g
- 糖　質 ……………… 33.7g
- 食物繊維 …………… 1.7g
- 食　塩 ……………… 1.0g

材料（1人分）
- 食パン …… 70g（5枚切り・1枚）
- ほうれんそうとベーコン
  （冷凍カット野菜）………… 30g
- 黒こしょう ………………… 少々
- スライスチーズ … 10g（1/2枚）
- 卵 ………………… 50g（1個）
- 豆乳 …………… 15g（大さじ1）
- 食塩 ………………… ひとつまみ

つくりかた
① 食パンの耳から1cm内側に包丁で浅く切り込みを入れ（下まで突き抜けないように）、中をスプーンの背で押し、くぼみをつくる。
② 器に卵を割り入れ、豆乳と塩を加えてよく混ぜる。
③ 食パンのくぼみに②を注ぎ入れ、ほうれんそうとベーコン、黒こしょう、チーズをのせる。
④ オーブントースターの鉄板にアルミホイルを敷き、パンにアルミホイルをかぶせ約10分焼く。卵に火がとおったら、アルミホイルを外して2〜3分焼き、焼き色をつける。

- 主食、たんぱく質、油、野菜がすべてとれ、朝食におすすめです。野菜は季節や好みに応じていろいろとアレンジしましょう。
- キッシュは通常パイ生地を器にしますが、食パンに変更すると簡単につくれ、脂質を減らすことができます。
- 冷凍カット野菜は、切ったり洗う手間が省けるため常備しておくと便利です。

ヨーグルトゼリー

80kcal以内のおやつ

山口赤十字病院栄養課管理栄養士　福重裕子（ふくしげ・ひろこ）

第5章　ダウンロードして患者にわたせる！かんたん美味レシピ

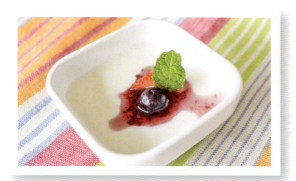

栄養価（1人分）

エネルギー	76kcal
たんぱく質	2.9g
脂質	2.1g
糖質	16.7g
食物繊維	0g
食塩	0g

材料（1人分）

ヨーグルト（無糖）	30g
ゼラチン	1.2g
水	10mL
牛乳	30g
マービー®	15g
マービー®低カロリージャム	6g

つくりかた

①ゼラチンを水でふやかしておく。
②牛乳にマービー®を混ぜて火にかけゆっくり温め、ゼラチンを加えて溶けたら火をとめて冷ます。
③人肌まで冷めたら、ヨーグルトを加えて泡立て器でゆっくり混ぜる。
④器に入れて冷蔵庫で固め、食べる直前にジャムをのせる。

point

● ヨーグルトには腸の調子をととのえる乳酸菌が含まれています。マービー®を使って、低エネルギーで腸に優しいデザートをつくりました。
● マービー®の糖質は糖アルコールで、エネルギーになるのは砂糖の2分の1です。また、砂糖に比べて食後の血糖上昇が緩やかです。

白身魚のアクアパッツァ

減塩レシピ

広島赤十字・原爆病院医療技術部栄養課課長　**丹生希代美**（にう・きよみ）
広島赤十字・原爆病院医療技術部栄養課管理栄養士　**森澤太志**（もりさわ・たいし）

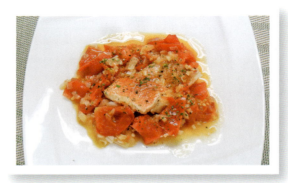

栄養価（1人分）

エネルギー	154kcal
たんぱく質	11.6g
脂　質	7.2g
糖　質	9.2g
食物繊維	1.7g
食　塩	0.7g

材料（1人分）

白身魚（切身）	60g
食塩	0.2g
こしょう	少々
A〔オリーブ油	5g
きざみにんにく	1g
たまねぎ	40g
トマト	100g
B〔白ワイン	10g
チキンコンソメ	1g
パセリ	適宜

つくりかた

①白身魚に塩・こしょうをふる。たまねぎはみじん切り、トマトは乱切りにする。
②フライパンにAを入れて火にかけ、香りが出たらたまねぎを炒め、白身魚を入れて焼き目をつける。
③トマトとBを加え、ふたをして弱火で約5分加熱する。
④火がとおったら器に盛り、パセリを飾る。

Point

- アクアパッツァとは、魚貝類と野菜を水や白ワインで煮たイタリア料理です。小さいフライパンでつくると煮込みやすいです。あさりやほたてがいを加えるとうま味が増し、減塩でもさらにおいしいスープができます。
- トマトのかわりに、トマト水煮缶やトマトジュースでもつくることができます。

肉巻きポテト

コンビニ惣菜アレンジ

広島赤十字・原爆病院医療技術部栄養課課長　**丹生希代美**（にう・きよみ）
広島赤十字・原爆病院医療技術部栄養課管理栄養士　**森澤太志**（もりさわ・たいし）

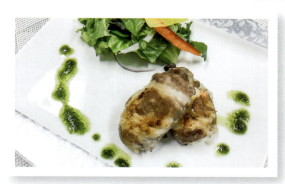

栄養価（1人分）

エネルギー……… 205kcal
たんぱく質………… 8.3g
脂　質…………… 15.6g
糖　質…………… 6.9g
食物繊維………… 1.2g
食　塩…………… 0.6g

材料（1人分）

ポテトサラダ…………………… 40g
A ┌ おから………………………… 10g
　├ こいくちしょうゆ……………… 1g
　└ 砂糖………………… ひとつまみ
豚うす切り肉…………………… 40g
ごま油…………………………… 適量
グリーンリーフ・パプリカなど… 適宜

つくりかた

①Aを混ぜ、ポテトサラダを加えてさらに混ぜる。2等分して俵型にととのえ肉で巻く。
②熱したフライパンにごま油をうすく塗りキッチンペーパーでふき取る。①を並べて両面をこんがり焼く。
③器に盛り、お好みの野菜を添える。

Point

- ポテトサラダのじゃがいもが大きいタイプの場合、いもをつぶしておくと、混ぜたり成形しやすいです。
- 下味をつけたおからは、ひき肉のような食感で味もなじみます。
- 肉で巻くかわりに油揚げに具を詰めて焼いてもおいしいです。

第5章　ダウンロードして患者にわたせる！かんたん美味レシピ

シャキシャキポテトサラダ

広島赤十字・原爆病院医療技術部栄養課課長　**丹生希代美**（にう・きよみ）
広島赤十字・原爆病院医療技術部栄養課管理栄養士　**藤田喜子**（ふじた・よしこ）

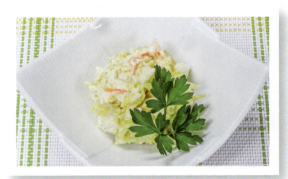

栄養価（1人分）

エネルギー	245kcal
たんぱく質	8.9g
脂　質	18.5g
糖　質	9.6g
食物繊維	1.6g
食　塩	0.8g

材料（1人分）

ポテトサラダ	35g
もやし	20g
カレー粉	少々
酢	1g
パセリ	適宜

つくりかた

① もやしにカレー粉をまぶす。
② 皿の上にクッキングペーパーをしき、その上に①を広げて電子レンジ（600W）で2分加熱する。水分をかるく拭き取り、ボウルに入れて酢をかけて冷ます。
③ ポテトサラダを加えて混ぜ合わせ、器に盛りパセリを飾る。

point

- 市販のポテトサラダは、野菜や卵、ささみなど好きな具材を加えてアレンジが楽しめます。
- もやしを加熱し、熱いうちに酢を混ぜると、水っぽくならず爽やかな味に仕上がります。

火を使わないレシピ　きのこのさんしょう佃煮

広島赤十字・原爆病院医療技術部栄養課課長　**丹生希代美**（にう・きよみ）
広島赤十字・原爆病院医療技術部栄養課管理栄養士　**藤田喜子**（ふじた・よしこ）

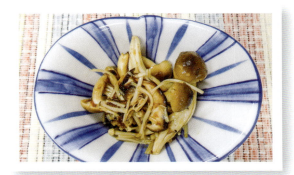

栄養価（1人分）

エネルギー	13kcal
たんぱく質	2.0g
脂　　質	0.2g
糖　　質	3.7g
食物繊維	1.9g
食　塩	0.3g

材料（1人分）

しめじ	15g
えのきたけ	15g
しいたけ	15g
酒	0.5g
A ┌ のり佃煮	5g
└ さんしょう（粉）	適量

つくりかた

① しめじ、えのきたけは手でほぐし、しいたけは千切りにして酒をふる。
② 皿の上にクッキングペーパーをしき、その上に①を広げて電子レンジ（600W）で2分加熱する。水分をかるく拭き取り、ボウルに入れる。
③ 熱いうちにAを混ぜる。

Point

- ごはんのおともとしてはもちろん、きざんで冷奴や焼き魚にのせても相性のよい一品です。
- 好きなきのこに変更してもつくれます。きのこの香りを楽しむには、加熱しすぎないことがポイントです。

第5章　ダウンロードして患者にわたせる！かんたん美味レシピ

寒天わらび

80kcal以内のおやつ

広島赤十字・原爆病院医療技術部栄養課課長　**丹生希代美**（にう・きよみ）
広島赤十字・原爆病院医療技術部栄養課管理栄養士　**藤田喜子**（ふじた・よしこ）

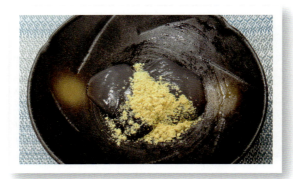

栄養価（1人分）

エネルギー	28kcal
たんぱく質	0.7g
脂　質	0.5g
糖　質	6.8g
食物繊維	0.4g
食　塩	0g

材料（1人分）

A ┌ 粉寒天 …………… 0.5g
　├ 水 ……………… 180mL
　├ わらび粉 ………… 16g
　└ マービー® ……… 12g
きな粉 ……………… 適量

つくりかた

①鍋にAを入れて沸騰させる。
②バットに高さ5mm程度の水を張り①を流し入れる。粗熱がとれたら冷蔵庫で冷ます。
③8等分して器に2個ずつ盛り、きな粉をかける。

point

- わらび粉を練るのは大変ですが、寒天を加えると簡単につくることができてエネルギーも抑えられ、トロリとした食感のわらび餅になります。
- 市販の炒り大豆をミルミキサーにかけると、砂糖を入れなくても香りのよいきな粉ができます。

のっけうどん

材料が3～5品のレシピ

福岡赤十字病院栄養課管理栄養士　城芽衣子（じょう・めいこ）

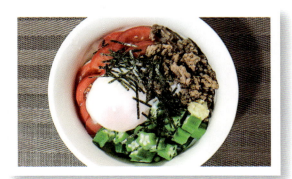

栄養価（1人分）

エネルギー	453kcal
たんぱく質	21.5g
脂　　質	14.1g
糖　　質	52.5g
食物繊維	6.1g
食　　塩	2.6g

材料（1人分）

ゆでうどん	200g
オクラ	65g（1パック）
トマト	90g（中1個）
温泉卵	1個
めんつゆ（3倍濃縮）	10g（小さじ2）
合いびき肉	40g
A　砂糖	2g
みそ	6g
酒	少々
おろししょうが	少々

つくりかた

① オクラを塩（分量外）でよくもんで水洗いし、熱湯で1分ほどゆでてから冷やし、小口切りにする。トマトを切る。
② 合いびき肉を弱火でじっくり脂を出しながら炒め、余分な脂を拭き取ってからAを混ぜ合わせた調味料をからめる。
③ 器に冷やしたうどんと具材を盛り、めんつゆをかける。きざみのりやおろししょうが、一味とうがらしを添えてもよい。

Point

- うどん単品では不足しやすい野菜を一緒にとれる料理です。うどんを雑穀ごはんに変更すると、食物繊維量がさらに増えます。
- トマトをサイコロ状に切ると、オクラや肉みそとよくなじみます。
- 納豆やきゅうりの細切り、きのこのソテーや電子レンジで蒸したなすなど、のせる食材はいろいろなアレンジができます。

第5章 ダウンロードして患者にわたせる！かんたん美味レシピ

材料が3〜5品のレシピ

トマトソースパスタ

福岡赤十字病院栄養課管理栄養士　**城芽衣子**（じょう・めいこ）

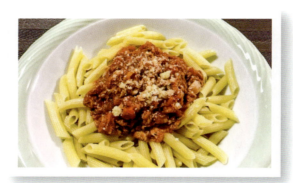

栄養価（1人分）

エネルギー	385kcal
たんぱく質	21.9g
脂　質	7.1g
糖　質	53.1g
食物繊維	3.5g
食　塩	1.4g

材料（1人分）

乾燥パスタ	60g
カットトマト	130g
ツナ缶（水煮）	70g
酒	少々
砂糖	2g
トマトケチャップ	10g
こいくちしょうゆ	3g
こしょう	少々
オリーブ油	4g
にんにく	5g

つくりかた

① フライパンを熱してオリーブ油をしき、にんにくを焦げないように炒める。
② ①にカットトマト、水気を軽くきったツナ、酒、砂糖、トマトケチャップを全量と、こいくちしょうゆの半量を入れ炒める。
③ 温まったら味見をし、塩味が足りないようなら残りのしょうゆを加え、こしょうで味をととのえる。
④ 表示どおりにゆでたパスタと合わせて器に盛る。お好みで粉チーズとタバスコをかけてもよい。

point

- トマトには、うま味成分のグルタミン酸と抗酸化作用のあるフィトケミカルのリコピンが豊富に含まれています。体の酸化（サビ）は、老化やがん、生活習慣病の発症に関係しているといわれているため、リコピンで酸化を防ぎましょう。
- こいくちしょうゆは、ウスターソースで代用できます。具を炒めるときに、ドライトマトやハーブを加えてもよいです。

重ねて蒸ししゃぶ

材料が3〜5品のレシピ

福岡赤十字病院栄養課管理栄養士　城芽衣子（じょう・めいこ）

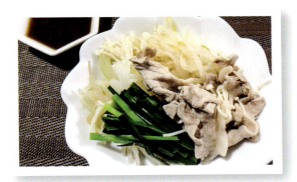

栄養価（1人分）

エネルギー	198kcal
たんぱく質	15.0g
脂　質	7.9g
糖　質	7.7g
食物繊維	11.2g
食　塩	2.1g

材料（1人分）

豚もも肉（脂身つき・細切れ）	50g
もやし	100g
たまねぎ	50g
えのきたけ	50g
にら	25g
酒	少々
水	30mL
ぽん酢しょうゆ	25g

つくりかた

① もやしは水洗い、たまねぎはスライス、えのきたけは石づきをとり半分の長さに切り、にらは4〜6等分する。
② ふたつきの鍋やフライパンに、もやし、たまねぎ、えのきの順に重ねて酒と水を入れ、その上に豚肉を重ならないように並べる。
③ ふたをして強火で加熱し、沸騰したら火を弱める。
④ 豚肉に火がとおったら、にらを加え1分ほど加熱する。食べるときにぽん酢しょうゆを添える。

Point

- 野菜の上に豚肉をのせることで、うま味が全体にいき渡ります。また、蒸すことで野菜の甘みが増し、ぽん酢しょうゆの酸味と相まってうま味を感じやすくなります。
- にらと同じタイミングで、細切りにしたパプリカを入れると彩りがよくなります。
- もやしのかわりにキャベツを使ったり、炒め物風にしたり、市販のスープの素と中華めんを足してちゃんぽんにするなど、さまざまにアレンジできます。

第5章　ダウンロードして患者にわたせる！かんたん美味レシピ

火を使わないレシピ　きゅうりのもずく酢和え

日本赤十字社医療センター栄養課管理栄養士　**松原抄苗**（まつばら・さなえ）

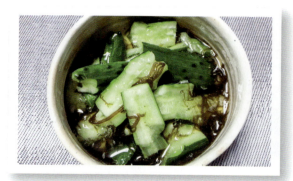

栄養価（1人分）

エネルギー	32kcal
たんぱく質	1.3g
脂　質	0.1g
糖　質	5.5g
食物繊維	1.7g
食　塩	0.9g

材料（1人分）

もずく酢（三杯酢）……1パック
きゅうり………………………1本

つくりかた

①きゅうりは両端を切り落とし、まな板に置いて、すりこぎなど棒状のものですこしずつ回転させながら叩いて全体に割れ目を入れ、手で一口大にちぎる。
②きゅうりともずく酢を和える。

Point

- 火も包丁も使わずに手軽につくることができます。
- もずく酢は「健康によい」というイメージがありますが、食塩を多く含みます。きゅうりを別に食べると、味つけのドレッシングなどで食塩摂取量が増えますが、もずく酢と一緒に食べることで減塩でき、かつ味つけの手間が省けます。
- きゅうりを入れるとかみごたえやボリュームが出ます。ブロッコリースプラウトなどほかの野菜を足してもよいでしょう。

減塩レシピ

オクラとみょうがの しょうがぽん酢

日本赤十字社医療センター栄養課管理栄養士　**松原抄苗**（まつばら・さなえ）

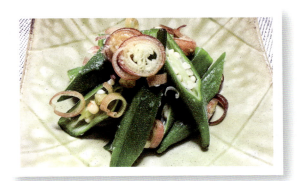

栄養価（1人分）

エネルギー ……… 22kcal
たんぱく質 ………… 1.3g
脂　　質 …………… 0.2g
糖　　質 …………… 1.6g
食物繊維 …………… 3.2g
食　　塩 …………… 0.2g

材料（1人分）

オクラ ………………… 5本
みょうが ……………… 1本
おろししょうが ……… 小さじ1
ぽん酢しょうゆ …… 小さじ1/2

つくりかた

①みょうがは輪切りにする。オクラはヘタを切りおとし、ヘタの周り（ガク）のかたい部分を、包丁の柄に近いほうで面取りするように削り取る。
②オクラの表面のうぶ毛を、塩（分量外）でこすりながら取り、水で洗い流す。さっとゆでたら冷まし、斜めに半分に切る。
③オクラとみょうが、おろししょうが、ぽん酢しょうゆを混ぜ合わせる。

Point

- みょうがやしょうがなどの香味野菜を使うことで、薄味でもおいしく食べられます。しょうがとぽん酢しょうゆのかわりに、けずり節とだししょうゆで和えてもよいです。
- オクラは輪切りにしてもよいですが、かためにゆでたり大きめに切ることで、よくかんで食べることにつながります。ただし、調理が面倒な人や生のオクラが手に入らないときには、冷凍の輪切りオクラを使うと便利です。

第5章 ダウンロードして患者にわたせる！かんたん美味レシピ

さばとえのきの
レンジ蒸し

日本赤十字社医療センター栄養課管理栄養士　**松原抄苗**（まつばら・さなえ）

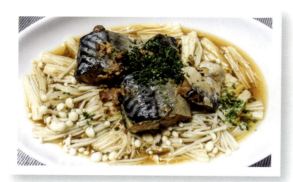

栄養価（1人分）

エネルギー……… 206kcal
たんぱく質………… 20.7g
脂　質…………… 11.6g
糖　質…………… 5.6g
食物繊維………… 2.2g
食　塩…………… 1.3g

材料（1人分）

さば味付き缶………… 1/2缶
えのきたけ…………… 50g
あおのり……………… 適量

つくりかた

①えのきたけは石づきを落とし半分に切る。
②耐熱皿にえのきたけとさば缶の汁を入れよく混ぜ、平らにならす。
③さば缶の身をのせたらふんわりとラップをし、電子レンジに入れて、500Wで約2分加熱する。一度取り出して軽く混ぜ、さらに30秒ほど加熱する。
④あおのりをかける。

Point

- さば缶に低エネルギーで食物繊維を含むきのこを足しました。えのきたけはすぐに火がとおり、味もしみこみやすいため加熱時間が短くてすみますが、しめじなどほかのきのこを追加したり変更してもよいでしょう。
- さばの水煮缶や味噌煮缶で代用することも可能です。水煮缶は味つけが薄めなので、加熱前の段階で汁に鷹の爪やしょうがを入れたり、最後に一味とうがらしなどをふりかけたりすると、味や彩りがよくなります。

もずく入り海鮮丼

日本赤十字社医療センター栄養課管理栄養士　松原抄苗（まつばら・さなえ）

第5章 ダウンロードして患者にわたせる！かんたん美味レシピ

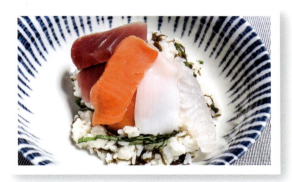

栄養価（1人分）
エネルギー……… 421kcal
たんぱく質………… 24.5g
脂　　質…………… 6.8g
糖　　質…………… 60.4g
食物繊維…………… 1.4g
食　　塩…………… 1.7g

材料（1人分）
ごはん………………… 150g
もずく酢（三杯酢）　1/2パック
しそ…………………… 2枚
ごま………………… 小さじ1
刺身…………………… 90g
こいくちしょうゆ
　………… 3g（小さじ1/2）
わさび………………… 適量

つくりかた
①しそは細切りにする。
②ごはんにもずく酢、しそ、ごまを入れて混ぜる。もずく酢の量は、ごはんのやわらかさをみて調整する。
③器にごはんを盛って上に刺身をのせ、好みでしょうゆとわさびをかける。

Point
- 市販の寿司やちらし寿司ではごはんの量が多くなりがちですが、もずく酢をすし酢のかわりに使うことで、自宅で簡単に酢飯風のアレンジができます。しそやごまを加えることで、味の印象がかわります。
- 上にのせるのは、刺身ではなく切り落としで十分です。いかやたこ、えび、たいなどを使うとエネルギーが低くなり、逆にトロやぶり、さんまなどはエネルギーが高くなります。

親子丼風

コンビニ惣菜アレンジ

日本赤十字社医療センター栄養課管理栄養士　松原抄苗（まつばら・さなえ）

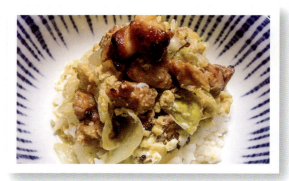

栄養価（1人分）

エネルギー ……… 545kcal
たんぱく質 ………… 25.2g
脂　　質 …………… 13.3g
糖　　質 …………… 75.0g
食物繊維 …………… 4.1g
食　　塩 …………… 2.1g

材料（1人分）

ごはん ……………… 150g
焼き鳥（もも・たれ）…… 1本
たまねぎ入りの
カット野菜やサラダ …… 100g
卵 …………………… 1個
粉末だし（無塩タイプ）
　………………… 小さじ1/3
水 ………………… 30mL
めんつゆ ………… 小さじ1/2

つくりかた

① 耐熱皿に野菜をしき、水で溶いた粉末だしとめんつゆを入れて、全体を混ぜる。
② ふんわりとラップをして電子レンジに入れ、野菜が好みのかたさになるまで加熱する（目安時間は500Wで約1分）。
③ 串から外した焼き鳥と、溶き卵を②の皿に入れる。
④ 再度ふんわりとラップをして電子レンジに入れ、好みのかたさになるまで加熱する（目安時間は500Wで約2分）。途中で取り出してかき混ぜると卵がだまになりにくい。
⑤ 丼にごはんを盛り、④をのせる。

- コンビニのホットスナックや冷凍の焼き鳥をアレンジしました。かつ丼やカレーを食べるよりも、エネルギーを低く抑えられ、野菜を多めにとることができます。
- 味がもの足りない場合は、一味とうがらしやさんしょうを足すとよいでしょう。

コンビニ惣菜アレンジ

酢豚風

日本赤十字社医療センター栄養課管理栄養士　**松原抄苗**（まつばら・さなえ）

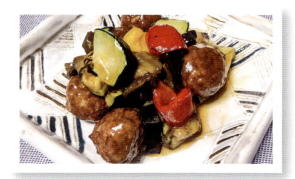

栄養価（1人分）

エネルギー	201kcal
たんぱく質	10.8g
脂質	9.8g
糖質	18.3g
食物繊維	1.5g
食塩	1.6g

材料（1人分）

- 甘酢肉団子（レトルト） …………… 1/2袋
- グリル野菜（冷凍） …… 1/2袋
- 酢 ……………… 小さじ1

つくりかた

① 肉団子と冷凍野菜を、それぞれパッケージに書いてあるとおりに加熱する。
② 皿に肉団子と野菜、酢を入れてよく和える。

- 酢豚と違い、肉や野菜を揚げていないため、エネルギーを低く抑えることができます。
- 酢を加えるとタレが絡みやすくなります。黒酢を使うと味がまろやかになります。
- 酸っぱい味が好きな人は、酢の量を増やしてもかまいません。

南国風シャーベット

80kcal以内のおやつ

日本赤十字社医療センター栄養課管理栄養士　**松原抄苗**（まつばら・さなえ）

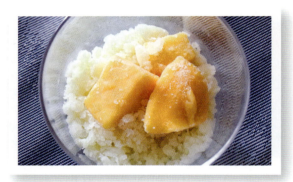

栄養価（1人分）

エネルギー ………… 77kcal
たんぱく質 ………… 2.4g
脂　　質 …………… 1.9g
糖　　質 …………… 11.7g
食物繊維 …………… 2.3g
食　　塩 …………… 0.3g

材料（1人分）

調製豆乳（ココナッツ味）
……………………… 1/2本
冷凍マンゴー ………… 30g

つくりかた

①調製豆乳を平らなバットや保存容器に流し込み、ラップやふたをして冷凍庫で冷やす。
②1時間ほどして凍ってきたら、フォークで崩しながらかき混ぜ、再び冷凍庫で冷やす。これを2〜3回くり返してシャーベット状にする。
③器に盛りつけ冷凍マンゴーをトッピングする。

Point

- 調製豆乳や冷凍フルーツにはいろいろな種類があるため、組み合わせをかえるとさまざまな味を楽しめます。シャーベットには、エネルギー・糖質ゼロのジュースを使ってもよいでしょう。
- かき混ぜる前に完全に凍ってしまった場合は、すこし常温におき、崩せるかたさにします。面倒な場合は、かき混ぜたりせずに、製氷皿で凍らせるだけでもおいしく食べられます。

INDEX

数字・欧文

1型糖尿病 ……………………………… 20, 58
2型糖尿病 …………………………………… 17
CGM …………………………………………… 33
FGM …………………………………………… 33
QOL …………………………………………… 88
SMBG ………………………………………… 33

あ

インクレチン ……………………………… 36
インスリン ………………………………… 10
　――分泌 ………………………………… 10
栄養素バランス …………………………… 31
エネルギー摂取量 …………………… 17, 30
応用カーボカウント ………………… 20, 47

か

カーボカウント …………………… 20, 47, 58
基礎カーボカウント ……………… 20, 45, 47
基礎分泌 …………………………………… 10
グリコーゲン ……………………………… 10
ケアマネジャー …………………………… 91
血糖 ………………………………………… 10
血糖自己測定 ……………………………… 33
血糖スパイク ……………………………… 33
血糖トレンド ……………………………… 33
血糖変動 …………………………………… 33
高血圧 ……………………………………… 70
高齢者糖尿病 ………………………… 27, 88

さ

災害時 ……………………………………… 95
サルコペニア ………………………… 27, 36
三大栄養素 ………………………………… 31
脂質異常症 ………………………………… 76

た

身体活動量 ………………………………… 30

体重管理 …………………………………… 18
たんぱく質制限 …………………………… 84
追加分泌 …………………………………… 10
低栄養 ……………………………………… 28
低血糖 ……………………………………… 21
低炭水化物食 ……………………………… 31
糖尿病合併妊娠 ……………………… 24, 64
糖尿病腎症 ………………………………… 82

な

日常生活動作 ……………………………… 88
妊娠中の明らかな糖尿病 …………… 24, 64
妊娠糖尿病 …………………………… 24, 64

は

非常食 ……………………………………… 96
必須アミノ酸 ……………………………… 29
肥満 ………………………………………… 52
フレイル ……………………………… 28, 36
分割食 ………………………………… 25, 66
ホームヘルパー …………………………… 90
ポリ袋調理 ………………………………… 97

ま

メディカルチェック ……………………… 37

や

有酸素運動 ………………………………… 37

ら

レジスタンス運動 …………………… 29, 37
ロコモティブシンドローム ……………… 36

糖尿病ケア2018 秋季増刊　**237**

メディカの書籍

糖尿病ケア 2017年秋季増刊

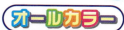

好評発売中

白熱！糖尿病教室 ミラクルマニュアル オールカラー
そのまま使える㊙伝のスライド&シナリオ大公開！

大阪市立総合医療センター糖尿病内科部長／糖尿病・内分泌センター長　**細井 雅之**　編著

教室準備から当日までを徹底的にサポートできるように、教室の基本的な流れや運営方法を紹介する。また、エキスパートの先生方秘伝のスライドとシナリオを公開！全国のユニークな取り組みも多数取り上げ、アイデア集としても役立つ1冊。

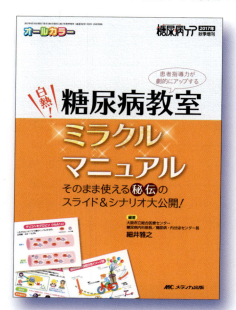

定価（本体4,000円＋税）
B5判／240頁　ISBN978-4-8404-6043-9
web M181751（メディカ出版WEBサイト専用検索番号）

内容

第1章　今日からできる！白熱糖尿病教室の始め方
1. はじめに：思いついたらまずどうすればよい？
2. 魅力ある糖尿病教室を企画しよう！　ほか

第2章　理想的な流れをつかむ！気になる施設の白熱糖尿病教室
1. 長岡中央綜合病院
2. 関西電力病院　ほか

第3章　秘伝のミラクルスライドとシナリオでできる！ぐっとくる糖尿病教室
1. 糖尿病とその病態が理解できるミラクルスライド
2. 糖尿病の検査値を読み解けるようになるミラクルスライド　ほか

第4章　もう寝かせない！忘れられない！糖尿病教室の㊙ツール&テクニック
1. 講義型糖尿病教室から参加型糖尿病教室へ
2. また参加したくなる！糖尿病教室　ほか

第5章　もうネタに困らない！世界糖尿病デーイベントの㊙ツール&テクニック
1. 市民公開講座糖尿病ゼミナール「ためしたカッテン」
2. 地域住民向けイベント「糖尿病フェスタ」　ほか

MC メディカ出版

お客様センター　0120-276-591

www.medica.co.jp

本社　〒532-8588　大阪市淀川区宮原3-4-30　ニッセイ新大阪ビル16F

メディカの書籍

糖尿病ケア 2017年春季増刊　好評発売中

患者さんの素朴なギモンにちゃーんと答える！
糖尿病のなぜ？なに？ Q&A 100　オールカラー

創価大学 看護学部 成人看護学（慢性期）准教授
添田 百合子 編集

糖尿病患者さんからの質問に「どう答えればよいだろう？」と思うことはないだろうか。本増刊では、糖尿病患者さんが日常で感じている100の疑問にQ＆A形式で回答する。これを読めば、あなたも納得できて、根拠のある指導・援助ができるようになるにちがいない。

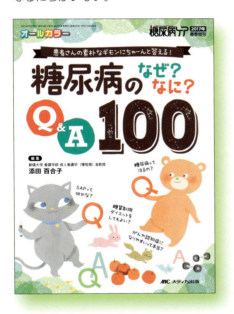

定価（本体4,000円＋税）
B5判／288頁　ISBN978-4-8404-6042-2
web M181750（メディカ出版WEBサイト専用検索番号）

内容

図解
図解A　どうして糖尿病になるの？
　　　　（健常人と糖尿病患者さんとの違い）
図解B　糖尿病はなぜ高血糖になるの？
　　　　高血糖ってどんな状態？　ほか

第1章　糖尿病の病態生理
Q1　どうして糖尿病になるの？
Q2　何の自覚症状もないのにどうして治療が必要なの？　ほか

第2章　糖尿病の検査・診断
Q9　糖尿病の診断基準は何？どんな検査をするの？
Q10　血液検査では何を調べているの？　ほか

第3章　糖尿病の合併症
Q16　おもな合併症には何があるの？
Q17　糖尿病神経障害って何？自覚症状はあるの？
　　　神経と糖尿病にはどんな関係があるの？　ほか

第4章　糖尿病の食事療法
Q41　三大栄養素って何？
　　　糖尿病では炭水化物を減らせばよいの？
Q42　食べてはいけないものはあるの？
　　　ケーキやスナック菓子を食べてもよい？　ほか

第5章　糖尿病の運動療法
Q55　運動をすると糖尿病はよくなるの？
　　　どんなことがあるの？
Q56　運動をするならいつ・どんな運動を・
　　　どれくらいするのがおすすめ？　ほか

第6章　糖尿病の薬物療法
Q60　どうしても薬は飲みたくないのだけれど、
　　　飲まないとどうなるの？
Q61　糖尿病の治療薬には、大まかに言うとどんな
　　　種類・作用があるの？　ほか

第7章　糖尿病にまつわるあれこれ
Q89　糖尿病治療は保険適用になる？
　　　SMBGは保険適用になる？
Q90　腎移植ってどんな手術？手軽にできるの？
　　　手術すれば糖尿病は治るの？　ほか

MC メディカ出版　www.medica.co.jp

お客様センター　0120-276-591
本社 〒532-8588 大阪市淀川区宮原3-4-30 ニッセイ新大阪ビル16F

● 増刊へのご感想・ご提案

　このたびは本増刊をご購読いただき、まことにありがとうございました。編集部では今後も、より皆さまのお役に立てる増刊の刊行を目指してまいります。つきましては本書に関するご感想・ご提案などがございましたら、当編集部までお寄せください。また、掲載内容につきましてのご質問などがございましたらお問い合わせください。

● 糖尿病ケア誌へご質問をどうぞ

　本誌では読者の皆さまからのご質問をお待ちしています。「このような患者さんにはどのように対応したらよいか」「○○という言葉を聞いたがどういう意味か」など、あらゆるご質問に対し、ご専門の先生方にお答えいただきます。ご質問の内容は、できるだけ具体的にくわしくお書きください（患者さんの年齢・既往歴・症状・問題点など）。お待ちしております。

● ご送付先：〒532-8588　大阪市淀川区宮原3-4-30 ニッセイ新大阪ビル16F
　　　　　　株式会社メディカ出版「糖尿病ケア編集部」
　　　　　　E-mail：DMcare@medica.co.jp

The Japanese Journal of Diabetic Caring
Tounyoubyou Care　糖尿病ケア　2018年秋季増刊（通巻196号）

患者に楽しく継続してもらえるコツが満載！
糖尿病食事療法 パーフェクト指導BOOK

2018年9月10日　発行	編　著	野﨑 あけみ
	発 行 人	長谷川素美
	編集担当	富園千夏／川瀬真由／西川雅子
	編集協力	髙島美穂／加藤明子
	イラスト	中村恵子
	デザイン	バウスギャラリー
	発 行 所	株式会社メディカ出版
		〒532-8588　大阪市淀川区宮原3-4-30 ニッセイ新大阪ビル16F
		編　集　　　電話 06-6398-5048
		お客様センター　電話 0120-276-591
		E-mail　DMcare@medica.co.jp
		URL　https://www.medica.co.jp
	広告窓口	総広告代理店　株式会社メディカ・アド　電話 03-5776-1853
	組　版	イボルブデザインワーク
定価（本体 4,000円＋税）	印刷製本	株式会社シナノ パブリッシング プレス

ISBN978-4-8404-6413-0

乱丁・落丁がありましたら、お取り替えいたします。
無断転載を禁ず。
Printed and bound in Japan

本誌に掲載する著作物の複製権・翻訳権・翻案権・上映権・譲渡権・公衆送信権（送信可能化権を含む）は株式会社メディカ出版が保有します。

JCOPY ＜（社）出版者著作権管理機構　委託出版物＞

本書の無断複写は著作権法上での例外を除き禁じられています。複写される場合は、そのつど事前に、（社）出版者著作権管理機構（電話 03-3513-6969、FAX 03-3513-6979、e-mail：info@jcopy.or.jp）の許諾を得てください。